主审 梁 冰

主编 李 达 吴建伟

紫癜
辨治心悟

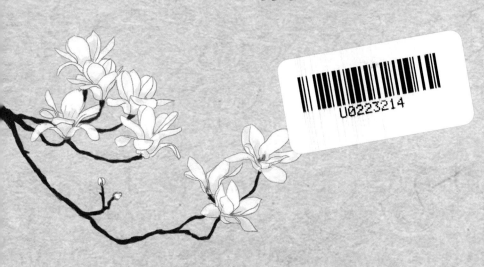

全国百佳图书出版单位

中国中医药出版社

图书在版编目（CIP）数据

紫癜辨治心悟 / 李达，吴建伟主编 . -- 北京：中国
中医药出版社，2024.10
ISBN 978 - 7 - 5132 - 8800 - 2

Ⅰ.①紫…　Ⅱ.①李…②吴…　Ⅲ.①紫癜—中医临
床—经验—中国—现代　Ⅳ.① R255.7

中国国家版本馆 CIP 数据核字（2024）第 106841 号

中国中医药出版社出版

北京经济技术开发区科创十三街 31 号院二区 8 号楼
邮政编码　100176
传真　010-64405721
廊坊市祥丰印刷有限公司印刷
各地新华书店经销

开本 710×1000　1/16　印张 12　字数 137 千字
2024 年 10 月第 1 版　2024 年 10 月第 1 次印刷
书号　ISBN 978 - 7 - 5132 - 8800 - 2

定价　49.00 元
网址　www.cptcm.com

服务热线　010-64405510
购书热线　010-89535836
维权打假　010-64405753

微信服务号　zgzyycbs
微商城网址　https://kdt.im/LIdUGr
官方微博　http://e.weibo.com/cptcm
天猫旗舰店网址　https://zgzyycbs.tmall.com

梁　序

中医药学是一个伟大的宝库，对中华民族的繁荣昌盛和人民群众的卫生保健作出了不可磨灭的贡献。

对于血液病的治疗是中医药学的重要组成部分。20世纪80年代，中医血液病学得到了快速发展，卫生部（现国家卫生健康委员会）、河北省廊坊市共同投资建立了以诊治血液病为中心的廊坊市中医医院。历经10余年的发展，廊坊市中医医院被国家中医药管理局认定为"全国中医血液专病医疗中心"。

1986年7月，李达被分配到廊坊市中医医院工作。1997年，李达被人事部（现人力资源和社会保障部）、卫生部、国家中医药管理局确定为全国第二批老中医药专家学术经验师承弟子，跟随我学习3年，2000年结业出师。

李达在廊坊市中医医院工作的10年间，认真总结了200例中西医结合治疗再生障碍性贫血的案例，对其中88例急性再生障碍性贫血的治疗进行了深入研究分析，总有效率达82.95%，缓解率达57.05%。该成果经中医、西医血液病专家鉴定，被认为是当时国内药物治疗的最佳效果之一，开创了中医药治疗急性再生障碍性贫血的先河，被评为国家中医药管理局二等奖。

2001年年初，李达跟随我南下广州，在广东省中医院建设发展血液病专科。李达在担任血液科主任期间（2014～2023年），兢兢业业，勤勤恳恳，全心全意谋求科室发展。他不但自己努力学习、工作，还先后培养出 20 多名研究生，为中医血液病学的发展输送了新鲜血液。

在作为梁冰名医工作室负责人期间（2015～2021 年），李达组织传承团队人员编写了我的一系列著作：《梁冰教授经验集锦：五十载诊治血液病经验》《梁冰衷中参西血液病经验》《梁冰岭南血液病辨治经验》。李达在传承的基础上不断创新，反复实践，提出"调肝扶脾法"治疗免疫性血小板减少性紫癜，取得了良好效果，并逐步形成了"和血"法辨治血液病的特色经验，其相关学术论文在《中医杂志》等核心期刊发表。

李达在血液病治疗上提出"先减症，后稳病，再升板"的观点，被业界普遍认同。李达遵从我"衷中参西、优势互补"的理念，在慢性血液病治疗中坚持"能中不西、先中后西、中西结合"的治疗原则。李达与时俱进，充分利用线上平台进行医患交流，服务和帮助更多患者。

李达主编的《紫癜辨治心悟》介绍了中医学、西医学对于常见紫癜疾病的认识和诊治，重点梳理了有关紫癜治疗的中医传承与李达及其团队创新的辨治经验，内容丰富而精练，克服了专业书籍之枯燥艰涩，可供医学生、临床医生及对中医感兴趣者参阅。相信此书的出版发行会使广大患者获益良多。

希望李达继续努力，再接再厉，不断创新。

全国老中医药专家学术经验继承工作指导老师　梁冰

2024 年 5 月

代　序

　　我与李达教授相识于 2002 年 7 月，之前在专业杂志上拜读过他的多篇文章，其后一直在他的指导和带领下从事中医血液病临床、教学和科研工作。无论在工作还是生活中，李达教授都是我的良师益友。

　　李达教授中医理论基础深厚，临床思维活跃，诊治思路宽广，学术见解鲜明，在应用中医药治疗血液病方面颇有造诣，对中医诊治紫癜类疾病情有独钟，方药独树一帜，疗效卓著，患者络绎不绝，遍及全国，堪称"中医紫癜名家"。

　　李达教授博极医源，精勤不倦，善于思考，守正创新。他全面梳理了历代中医经典著作中有关"血证""紫癜"的重要论述，结合西医学认识，提出原发性血小板减少症的关键病机为肝脾失和，施以调肝扶脾法，创制怡癜饮，并随症加减。

　　李达教授先后拜师全国名老中医梁冰和国医大师薛伯寿两位先生，领悟中医大家的丰富临床经验、特色学术思想和高尚人格，融入紫癜和其他血液病的诊治中，创新性地提出"和血"疗法，拓展了中医血液病常规治法。他遵从中医以实践为本的特点，重视总结临床经验，善于发现规律，探索新知，不断提炼升华理法方药认识，形成了较为系统的紫癜诊治体系。

　　李达教授 30 余年如一日，沿着"读经典、跟名师、做临床"的成才道路，勤勉笃行，德艺双馨，收获了无数患者的高度赞誉。

今欣闻李达教授的新作《紫癜辨治心悟》即将付梓发行，我先睹为快。该书以亲切、平实的语言将其30余年中医诊治紫癜类疾病的学术观点、诊治思想、传承感悟、特色治法等一一呈现，读来清新自然，别开生面。对医者，这是一本实用的诊治紫癜类疾病的参考书，尤其对于指导青年中医师守正创新、树立品牌大有裨益；对患者，这是一本不可多得的科普读本，对于指导疾病诊治、健康管理、康复调养等都有十分重要的参考价值。

"路漫漫其修远兮，吾将上下而求索。"愿李达教授不忘初心，踔厉前行，在治疗紫癜类疾病上再立新功，再创佳绩！

广东省中医院血液科学科带头人　代喜平

2024 年 5 月

前　言

20世纪80年代中期，我开始从事临床工作，并以血液病的中医辨治作为主攻方向，至今已有30余年。我曾跟师全国知名血液病专家梁冰、国医大师薛伯寿，并博采国医大师郭子光等众家之长，立足岭南实际，探索并创制"和血"之法以辨治血液病，其中最具代表性的是紫癜类疾病，由血小板减少性紫癜逐渐拓展到血管性紫癜等非血小板减少性紫癜，积累了较为丰富的经验，逐步受到了业界的肯定，帮助了越来越多的患者，树立了较好的口碑。

紫癜既是一类肌肤体表出现的出血症状，也是一类以皮肤出血为特征的疾病，中医、西医对于紫癜的认识基本相同。紫癜在皮肤上以出血点、紫斑等为主要表现，除血液科外，儿科、皮肤科、风湿科等也不少见，尤其是儿童与老人患者较多，越来越引起医生与患者的关注和重视。在此我和我的团队将多年来的学术观点、辨治经验、临证医案等内容加以梳理，编辑成册。其中既有对前人经验的传承与创新，又有对我探索和实践的总结，希望能对从事血液病诊治的工作者有所帮助，相信对血液病患者的自我调养有一定的借鉴意义。

中医药治疗血液病具有极大的特色和优势，疗效显著，有待我们进一步探索。由于学识和水平所限，书中差误之处在所难免，希望广大读者提出宝贵意见，以期再版时完善。

2024 年 7 月

目　录

医路探索

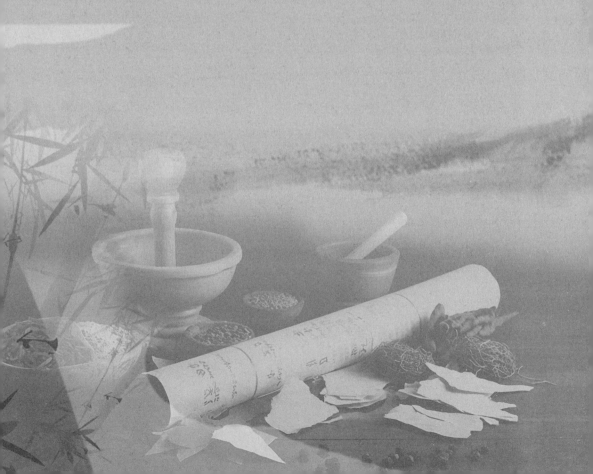

一、冀北临证，结缘紫癜

我（李达教授，下同）于 1986 年 6 月毕业于河北中医学院（现河北中医药大学）中医专业，作为首批应届大学生，返乡参与筹建廊坊市中医医院，自此来到了梁冰先生身边。先生时任廊坊市人民医院业务副院长，带领中医科，主要研究血液系统疾病，并负责筹建中医院。1988 年 3 月 5 日，廊坊市中医医院正式开业，我作为第 1 批入驻新院区病房的临床医生，开启了中医诊治血液病事业之路。

廊坊市中医医院血液科以中医、中西医结合治疗血液病为特色。对于再生障碍性贫血（以下简称再障）而言，中医治疗特色突出、优势明显，先生领衔的中医辨治急慢性再障在全国享有盛誉。尤其是急性再障，先生概括为"急劳髓枯"，以"凉血解毒汤"治疗，疗效达到当时国内领先水平。我经过 6 年的血液科病房实践，打下了一定的临床基础。1992～1993 年，我被派往中国医学科学院血液病研究所、血液病医院（天津）进修，学习先进的西医诊疗技术。

在 1986～1996 年期间，我一边学习，一边实践，不断地尝试和探索中西医结合治疗血液病的方法，这为我之后的诊疗工作奠定了坚实的基础。对于再生障碍性贫血这样的疾病，以门诊中医治疗为主，并结合西药促进增效，有助于患者的康复。对于白血病这类血液肿瘤，需要住院实施西医诊疗，辅以中医治疗以增效并减轻不良反应；化疗结束后，可以序贯进行门诊中医调治。不同类型疾病及其治疗的不同阶段，应综合分析后给予住院治疗或门诊治疗。

在门诊跟诊期间，我发现原发性血小板减少性紫癜（ITP，中医称为"紫癜病")的患者较多。这类疾病的病情易于波动，因此需要根据病情的轻重缓急来制定治疗方案。如果病情较急，就需要住院治疗，使用丙种球蛋白（简称丙球）和（或）糖皮质激素来治疗。待病情稳定后，则主要通过门诊治疗，采用中医方法来调理身体，稳定病情，减少出血，并预防疾病再次发作。在多数情况下，相当一部分患者处于慢性病状态，在门诊治疗中，我们可以更好地发挥中医的优势。

1996年，先生被遴选为第二批全国老中医药专家学术经验继承工作指导老师。我把握机遇、积极申报而成为其弟子，于1997～2000年跟师学习中医、中西医结合治疗血液病。针对常见的血小板减少性紫癜，我传承先生从"少阳肝胆郁火"入手，以小柴胡汤辨治的经验，逐渐演变为"柴胡木贼汤"的经验，梳理并感悟为"从肝论治"，开展了"柴胡木贼汤辨治原发性血小板减少性紫癜"的科研课题研究，荣获廊坊市科技进步奖三等奖。

二、岭南主攻，异军突起

2001年，先生应邀南下广州，加盟广东省中医院，帮助筹建血液专科，并被聘为终身主任导师。我义无反顾，一同南下，被聘为血液专科副主任，在传承冀北经验的基础上，拓展中医、中西医结合治疗血液病方案。

2001年初，广东省中医院决定成立血液专科，并入二沙岛分院内七科（曾有收治血液病患者的经历），专科拥有一个医疗组，由我具体负责。2001年2月，二沙岛分院内七科血液专业组收治了第1位再障患者，标志着血液专科病房工作的开始。发展专科，首先需要确定主攻方向，起初，我和先生商定以再障为主攻方向，因为这是最具中医特色与优势的。然而，再障似乎在南方比较少见，且确诊之后，慢性再障多以门诊治疗为主，而重型再障需实施强效免疫抑制治疗，周期长、并发症多，难以周转，颇为棘手。之后我又尝试把白血病等血液肿瘤确定为病房主攻方向，既符合诊疗救治需求，又能够提升并体现专科综合实力，然而，其发展毕竟有一个过程，并非一蹴即成。

2004年11月，血液专科独立，搬入大德路总院西区29楼病房，血液科就此名副其实。当时血液科面临一个现实问题，就是无法短时间内收到足够多的患者，专科评分低，只能收治内科杂病，既不安全，又无特色，有违专科建设的初衷。

独立病区的床位较之前扩充了三分之二，在短时间内更多地、更快地收治专科患者是急需解决的问题。我与科室同事研究讨论，想到临床中最为常见的是血小板减少性紫癜一类疾病，且血小板减少易导致出血，患者害怕，家人担忧，需要及时住院救治以控制出血而避免危及生命。此类患者被收入病房后，经过丙球疗法、短程激素治疗或者输注血小板，一旦血小板提升就可以出院。转为门诊治疗后，我们采用先生"从肝论治"的经验进行治疗，有望进一步凸显中医的辨证施治特色和优势。

由此打开突破口，血液科病房以收治出血、贫血之危急重症和血液肿瘤患者为主，门诊同步关注并突出中医辨治血小板减少性紫癜、慢性贫血一类疾病。由此，中西医结合，优势互补，疗效不断提高，血液科的影响力逐渐扩大。

2004年5月至2013年7月，我被聘为血液科主任。血液科从小到大逐渐发展起来，病房收治患者逐渐满员，成为名副其实的血液科，2009 年被授予"广东省重点专科"称号。与此同时，血液科门诊也蓬勃发展起来，在既往再障等贫血类、白血病等血液肿瘤类疾病基础上，治疗越来越多的是血小板减少性紫癜类疾病。紫癜疗效异军突起，血液科作为窗口，逐渐树立起中医辨治紫癜的品牌。

血小板减少性紫癜一类疾病，前面的"血小板减少"属于血细胞减少范畴，而血细胞减少可分为原发性与继发性，如再障性、难治性、白血病性，以及血液淋巴肿瘤放化疗所致血细胞减少。后面的"紫癜"属于出血性疾病范畴，除血小板减少外，血管性紫癜，尤其是过敏性患者常见而易于反复。西医治疗上述病证显效慢、病情易反复，因此众多患者寻求中医治疗。

三、确立特色，凸显优势

2007 ~ 2010 年，我培养了第 1 位七年制硕士研究生苏冬青（现旅居加拿大，从事中医临床工作），专攻中医辨治 ITP。在我的指导下，苏冬青学习从肝论治 ITP 的经验，系统梳理中医文献，撰写综述，发表文章，分析临床上以调肝为主辨治的病案。伴随着患者增加，我发现一部分患者单纯基于从肝论治的效果不太满意，于是开始新的思考与探索。我结合岭南地域之脾虚湿蕴特点，患者在血小板减少状态下，除了有出血性紫癜外，常感倦怠乏力，大多自述"湿气重"。我在调肝基础上，随症加健脾祛湿药，在逐渐改善乏力的同时，出血性紫癜症状也得以减缓，形成了肝脾联合调理治法雏形。

医院要求学科带头人、专科业务骨干等跟师全国名老中医临证，不断传承名医经验，旨在提升临床疗效。我申请跟师国医大师薛伯寿（以下称薛师）。2005～2007年，我多次北上京城，跟诊薛师，学习并感悟其"和法"学术思想和治疗经验。薛师临证习于从调和肝脾（胃）入手辨治内科杂病，常获佳效，我于是将其"和法"理念及调和方药结合到紫癜临床辨治实践中。与此同时，我博采国医大师郭子光从肝脾论治的经验，与科室骨干胡永珍、刘琨（现移民澳大利亚，并开设中医馆）医生反复探讨，凝练成"调肝扶脾"治法：调肝为主，扶脾为辅，病证结合，随症加减。其后，我应中国中西医结合学会血液病专业委员会主任委员麻柔教授邀请，撰写"浅谈调肝扶脾法治疗免疫性血小板减少症"一文，于2011年发表在《中国中西医结合杂志》。自此，广东省中医院血液科团队逐步形成了"调肝扶脾"辨治ITP的经验，并在国内中医、中西医结合界成为优势范例。

2008年以后，紫癜西医诊疗指南提出激素依赖的问题。我在门诊观察到此类情况确实不少，患者在外院服用激素，处于激素依赖状态，患者纠结，家属担忧，故来寻求中医辨治调理，希望帮助减撤激素，需求迫切。我指导第2位七年制硕士研究生陈瑶以此为专攻方向，通过检索文献，并结合我的经验，探索性撰写了"激素依赖性特发性血小板减少性紫癜中医干预的探讨"一文，发表在2011年《中国中西医结合杂志》。本文通过梳理激素依赖患者的临床证候，发现大多数激素依赖患者更具"肝郁脾虚"表现，为以"调肝扶脾"治法克服激素依赖、减毒增效提供了佐证。

在此基础上，2011年，本科室胡永珍医生执笔撰写的课题标书，申请广东省科学技术厅课题"调肝扶脾方克服ITP激素依赖临床研究"，以此启动临床科研工作。我指导研究生王青青与陈丹涛承担部分研究课题任务。王青青梳理文献，分析评估了中医辅助激素治疗 ITP 之增效减毒效果。课题研究结果呈现出良好的减撤和克服激素依赖效果。该课题结题论文"怡癜饮治疗激素依赖性原发免疫性血小板减少症 30 例临床观察"发表在 2015 年《中医杂志》。

2013 年，国内开始陆续发布西医诊疗指南，相关专家开始关注此类患者的临床症状和生活质量等问题，提出一部分患者血小板并非显著降低，出血不明显，而是以乏力、焦虑等症状为主。这正契合我的"扶脾"经验，遂指导研究生曹远芳以 ITP 患者疲劳问题为课题进行研究，并梳理了国医大师关于紫癜病证的辨治经验，进一步丰富了"调肝扶脾"辨治经验的内涵。

中医辨治 ITP，患者初始经常反馈出血减轻了，症状减缓了，之后继续调治，才会逐渐呈现稳定并提升血小板计数（以下简称升板）的效果，即"先减症、后稳病、再升板"之现象。如何评价中医辨治效果成为摆在我们团队面前的课题，也就是如何评估中医介入辨治在尚未提升血小板之前的临床效果。

2014～2017 年，我指导研究生武彦琴与蒋群开展了采取量表的形式评价介入中药调理对于减缓出血症状效果的研究课题，把患者反馈的中药减缓出血，改善症状，先于血小板计数变化作为研究方向。结果显示，"调肝扶脾"治疗 ITP，近期止血效果明显，安全性高，风险低，为后续升板打下了基础。

上述研究结果解读了中医辨证施治的优势在于减缓症状在先，改善指标在后，具体到紫癜病证，先减缓症状，后稳定病情，再提升血小板。

　　我在确立"调肝扶脾"特色疗法的基础上，衷中参西，关注"脾脏疗法"。脾脏是人体最大的淋巴器官，与此类紫癜发病相关，是破坏血小板的场所。西医把切脾作为本病治疗手段之一，但患者不易接受。考虑青黛有"缩脾"效应，于是我以青黛为主，与院内制剂"四黄散"调成糊状外敷脾区，首先在巨脾患者上获得了缩脾效果，推测可能通过减轻脾脏亢进来减少血小板破坏效应。2018～2019年，我指导研究生温楚楚进行了青黛四黄散外敷脾区治疗本病的临床研究，获得了良好效果。

　　有"止血神方"之称的泻心汤属于伤寒经典方药，清代唐容川所著《血证论》有"泻心即泻火，泻火即止血"的论述，用于各类血热型出血病证，泻火止血效果确切。2019级研究生康涛在我的指导下开展了血热型血小板减少性紫癜临床治疗研究，泻心汤对于减缓出血性紫癜的病情、稳定和提升血小板效果确切。

　　近年来，虽然治疗 ITP 的西药层出不穷，但是寻求中医药治疗的药物难治性患者也越来越多，这是我在紫癜门诊中观察到的患者特点。在我的指导下，苏浩杰在读研期间对"调肝扶脾"方药在辨病论治基础上，结合辨证并随症加减的综合治疗方法进行了评价。该综合治疗对于降低出血风险，改善乏力、焦虑症状，提高生活质量，稳定并逐渐提升血小板计数确有良好效果。尤其对于慢性难治性患者，中医药展现出更明显的特色和优势，值得进一步开展临床研究。

　　西医为治疗 ITP 开发了促血小板生成素受体激动剂，对于慢性难治者确有明确效果，目前是二线药物的首选，如艾曲泊帕等。其疗效肯定，但是价格昂贵，虽然逐渐纳入医保报销范畴，但是长期服用仍让患者感到纠结，一是费用问题，二是依赖问题，三是不良反应等，越来越多的患者寻求中医辨治，期望促进药物减撤。七年制研究生刘巧萍读研跟诊期间，正值我探索如何帮助慢性难治性并服用艾曲泊帕的患者减撤促稳。此类药物的临床应用日益广泛，在一定程度上改善了患者预后和生存质量，但上述相关问题逐渐凸显。针对此类患者，我在"调肝扶脾"治法基础上，辨析加味施治，如补肾、祛瘀、养血等，促进减症增效而减撤西药，颇具临床疗效。

此时，广东省中医院正在申报国家级医疗中心，全院对有良好基础的课题进行筛查，我主攻的 ITP 调肝扶脾方案经初筛入围，于是我指导苏浩杰探索如何进一步开展深入研究。

随着可供选择西药的增多，ITP 的疗效有所提升，但多数患者最终难以避免进入慢性阶段，需要长期治疗，药物不良反应、情绪焦虑、经济问题等严重影响着患者的生活质量。上述"调肝扶脾"治疗有效改善了出血、乏力，稳定并提升了血小板，减少了药物依赖，减缓了焦虑情绪，显著改善了预后，临床优势确切。接下来，我拟开展"调肝扶脾"治疗的大规模临床研究，优化方药配伍，探索疗效机制，促进成果合理转化等。

南下广州后，我在广东省中医院血液科执业了 20 余年，逐步确定了以治疗血小板减少性紫癜为主攻方向，探索中医辨治，积累了丰富经验，"调肝扶脾"促进和血颇具特色，呈现出优势。时值即将结束研究生带教生涯之际，我指导研究生廖君应用数据挖掘分析总结了我治疗 ITP 的经验，针对治疗有效的案例进行了梳理并挖掘出基本核心处方，显示出临床真实世界"调肝扶脾"方药的确切疗效。

四、传授经验，紫癜论坛

基于主攻疾病之免疫性血小板减少性紫癜，我确定了"调肝扶脾"辨病特色治法，临床优势逐渐显现。2017 年，我开始分层辨析而广泛关注紫癜类疾病，如其他继发性血小板减少性紫癜、血管性紫癜（单纯性、过敏性、老年性、色素性等）、凝血障碍性紫癜、蛋白沉积性紫癜等。此类疾病以门诊治疗为主，西医激素治疗易产生依赖性，且不良反应明显（免疫力降低，继发糖尿病、高血压，甚至股骨头坏死），抗过敏药物疗效短暂，营养血管等方法效果不确切，患者常常寻求中医药治疗。

我的学生吴建伟于 2018 年担任广东省江门市五邑中医院血液科主任，并接任江门市中医药学会血液病专业委员会主任委员，他邀请我担任外聘教授，为传承我的特色经验，建立了"中医紫癜工作室"。由于我负责梁冰国家级名老中医工作室，于是有机会对接两个工作室，在辨治 ITP 基础上，逐渐拓展到更常见的过敏性紫癜，以及人们逐渐关注的色素性紫癜、老年性紫癜等。我依照各类紫癜病证的特点，逐步探索并形成了特色治法：基于"调肝扶脾"辨治紫癜基本治法，分别辨析血小板减少性紫癜治"血"为主，过敏性紫癜治"风"为主，老年性紫癜治"虚"为主，色素性紫癜治"瘀"为主，等等。

在吴建伟领衔的江门市中医药学会血液病专业委员会年度学术会议上，我建言献策并策划参与，于 2020 年帮助搭建了"岭南紫癜论坛"，借此与诸多省、市的中西医专家研讨紫癜类病证的中医、中西医结合治疗，分享减撤激素、增效减毒、防止复发等经验，论坛连续举办了三届，学界影响颇佳。2022

年，在中华中医药学会血液病分会换届选举时，吴建伟被选举为下一届青年委员会的副主任委员，其主持的"岭南紫癜论坛"也成为全国中医血液界知名论坛之一，获得一致好评。

五、线上医疗，利民为本

当下，对于常态的诊疗行为，患者在医院或医馆门诊治疗之后，病情稳定且并无特殊状况。尤其对于外埠患者，我们保持线上联系，进行长期的随访管理。如果患者不便来诊，可以通过线上图文、电话或视频等方式进行交流和复诊，我们给予指导，进行序贯治疗，这样省去了诸多麻烦，也节省了大量费用。

有些疾病，如皮肤病之类，特别适合线上看诊。因为这类疾病通常不需要更多的检查，其特征大多直接呈现在皮肤上，通过观察即可知晓。皮肤科医生在这方面积累了丰富的经验。对于我擅长的紫癜类病证，其与皮肤病有异曲同工之处，如过敏性紫癜、老年性紫癜、色素性紫癜等，同样没有更多的特殊检查需求。对于临床经验丰富且经常参与互联网医疗的医生而言，通过观察紫癜的表观特征进行辨析和治疗，可以给予患者更多的帮助。

中医看病，主要讲究望、闻、问、切四诊合参，而互联网医疗目前难以实现的是切脉这一环节。受新型冠状病毒感染疫情的影响，许多外地患者难以外出就诊。我本着以患者为中心，以解决其疾苦为己任的原则，逐渐摸索出以观察掌纹代替切脉的特色诊察技艺。试想，"神舟十二号"飞船将3位宇航员送达太空舱，他们要在那里生活3个月，所有问题都是由地面人员解决的。虽然远在天边，但感觉近在咫尺，这种情境特别贴合移动互联的应用场景。

新冠疫情以来，广东省中医院医联体固生堂中医馆开通了线上视频就诊模式，方便无法来穗患者就医，经过两年多的实践，积累了丰富的经验。一是对于颇具争议的切脉问题，通过观看离脉最近的掌纹代替切脉，完善了中医四诊内容；二是对于紫癜类疾病，更加重视望诊的作用。我嘱咐患者提前用手机拍摄皮肤紫癜、舌头、面部等图片，在视频就诊之前由助手协助收集、观看、辨析，帮助了众多患者获得减缓紫癜病情的效果。

人体处于不断变化之平衡状态，若气血阴阳失调，五脏六腑失和，则人体罹患疾病。中医通过望、闻、问、切四诊收集患者临床资料，予以辨析病证而施治。其中切诊不只是切脉，也包含腹诊，而望诊除了望舌，查看掌纹也有助于辨证。

查看掌纹诊病由望诊发展而来，也属于中医学诊病范畴，通过观察掌纹的特点与变化，辨析疾病之虚实盛衰等。实际上，除了观察掌纹之外，观察掌形、掌色、皮纹、指甲等有着同等重要的作用，缺一不可。

在疫情期间受到关注的掌纹诊察手段，完善了中医的四诊体系，有助于病证的准确辨析，使处方更加精准，从而不断提升临床疗效。在互联网医疗方面，这一手段也促进了紫癜中医辨治的发展。

我在"好大夫在线"（一个知名的医患交流网站）持续提供中医辨治服务已有10余年，帮助不少患者解决了实际痛点。

某男，下肢频发紫癜，影响行走，当地西医给予激素、抗过敏药物处理，虽然有效，但病情易于反复，且长期依赖西药，不良反应已经显现，患者担心不已。由于广州有疫情，患者无法来穗诊治，于是通过"好大夫在线"开始与我进行图文交流。

我考虑此类紫癜病证没有特别的检查异常，其皮肤紫癜是突出的临床表现，独具特色，阅读图片可对紫癜辨析施治。应患者请求，我综合紫癜特点、舌象、面色及双手掌纹等，予以病证结合辨治，施以过敏煎：银柴胡、五味子、乌梅、防风，加黄芪、白术、肿节风益气固表兼祛风；考虑患者的紫癜主要分布在下肢和足踝，辅以三妙散之苍术、卷柏、牛膝利湿祛瘀；配伍一味茯神，降伏相火，防止紫癜反复。经过两周的治疗，下肢紫癜逐渐减轻，然后逐渐减撤激素、抗过敏药等，避免减撤太快而病情反复。防范诱因对于治疗过敏性紫癜颇为关键，我嘱患者予以重视，饮食要清淡，多饮温水。

"互联网+"时代，线上医疗蓬勃发展，未来可期！回想起来，我自2009年7月30日开启"好大夫在线"医患交流之旅，至今5000多个日日夜夜，其间帮助了23900余名血液病患者，尤其是血小板相关疾病患者。2015年、2016年、2021年，我都被"好大夫在线"评为"年度好大夫"。

六、携手患者，共建家园

2014年，我结识了"ITP家园（血小板病友之家）"（以下简称家园）。这是一个由妃姐（化名）与大三哥（化名）携手创建的病友组织，起初主要是为了方便ITP病友相互帮助，传递信息，分享经验。伴随着该病友组织的发展与壮大，需求也在提升，于是在全国范围内，病友推荐并邀请了常驻家园平台的几位西医、中医方面的专家。华南地区志愿者联系上我，我应邀加入家园，以中医身份开展医患交流。2014年、2015年，家园先后两次在广东省中医院组织开展了全国 ITP 病友参与的大型病友会及义诊活动，社会反响良好。

2016 年 3 月 20 日，家园联合医学界发起了每年一届的"320 中国血小板日"活动，我连续参加了 4 届。久而久之，病友之间里就有了如此说法："北有麻叔，南有达哥。"麻叔是指中国中医科学院西苑医院血液科麻柔教授，达哥就是我。

如今，家园（已关联 100 多个微信病友群）逐渐拓展分化出几个新的病友组织及平台，各具特点。例如，"血小板减少病友群"，其目的是方便基层病友交流经验，相互安慰，心理疏导等；"病友之家"与"MPN 家园"，前者致力于血液病患者及家属交流、患者教育、疾病知识科普、心理疏导及规范就诊等，后者是针对血小板增多等骨髓增殖性疾病的交流、学习、互助。

紫癜概述

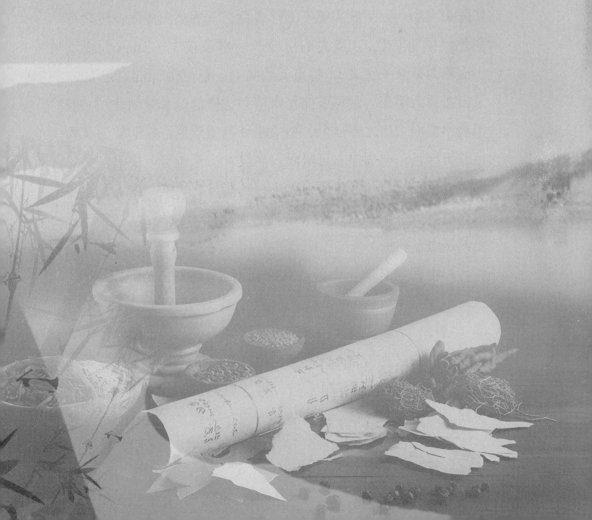

一、疾病简介

1.定义 紫癜既是一类常见的以皮肤黏膜出血为主要特征的病证，也是一种常见的皮肤出血性症状。其发病是由于机体止血与凝血等功能障碍所引起的自发性和（或）轻微外伤后出血，血液由毛细血管进入皮肤或黏膜组织导致的，常与血管壁异常、血小板数量和（或）功能异常及凝血功能障碍等相关，以血管和血小板疾病最为常见。

2.临床特点 根据出血部位、程度和范围，皮肤黏膜出血性紫癜常见出血点、紫癜、瘀斑、皮下及深部组织血肿等类型，可单独或同时存在。出血点又称瘀点，直径不超过2mm，如针头大小，以下肢和躯干下部多见，常不高出皮面，压之不褪色，早期红色，1周左右可吸收。直径在3～5mm的皮下出血称为紫癜（狭义），特点大致同上。直径在5mm以上的皮下出血称为瘀斑，常见肢体易摩擦和磕碰部位及针刺处，一般不高出皮面，压之不褪色，初呈暗红色或紫色，逐渐转为黄褐色或黄绿色，两周左右可吸收。瘀斑常提示血管壁缺陷，大片瘀斑可见于凝血功能障碍或血小板功能显著缺陷。皮下及深部组织血肿或伴关节腔隆起、肿胀，常见于严重凝血功能障碍，尤其是血友病等。

3.中医学范畴 中医古代医籍对于紫癜并未形成统一认识，散见于内科、外科、儿科及温病等著作中，常以"血证""肌衄""葡萄疫""紫斑""紫癜风""汗血""斑毒"等病名表述，依据发病部位、形状、颜色及伴随病证等特点命名。

"血证"泛指血不循常道、溢于脉外的一类出血性病证，根据出血部位不同，常见鼻衄、齿衄、咯血、吐血、便血、尿血、紫癜等，与西医学多种急慢性出血性疾病相对应。"肌衄"乃皮肤毛孔处的出血，《黄帝内经》最早提出"衄血"一词，作为早期出血的泛称，常和身体其他部位连用，如肌衄、舌衄等，类似于西医学对血小板减少、血管壁缺陷等相关出血疾病的描述。"葡萄疫"最早出现在《外科正宗》，"葡萄疫，其患多生于小儿……郁于皮肤不散，结成大小青紫斑点，色若葡萄……"相关描述类似于儿童过敏性紫癜表现。"紫癜风"是一种皮肤紫点，无瘙痒疼痛，搔抓后产生皮屑的皮肤病，《普济方》记载："夫紫癜风之状，皮肤皱起生紫点，搔之皮起而不痒痛是也，此由风邪夹湿客在腠理，营卫壅滞不得宣流，蕴瘀皮肤，致令色紫。"《中医药学名词.外科学、皮肤科学、肛肠科学、眼科学、耳鼻喉科学、骨伤科学》将紫癜风定义并概括为皮肤疾病之荨麻疹、过敏性紫癜、扁平苔藓、特应性皮炎等。"紫斑"是指皮肤上出现点状或片状的紫色改变，平摊于皮肤之上，抚之不碍手，最早见于张仲景《伤寒杂病论》，"阳毒之为病，面赤斑斑如锦纹"，分为"阳斑"和"阴斑"，是疮疡、冻疮、天花、麻风病等疾病常见皮损表现之一。温热病、瘟疫或血热证等也会出现皮肤紫斑，相当于西医学流行性出血热、弥散性血管内凝血、血栓性血小板减少性紫癜等。

尽管中医古代文献关于紫癜有如上种种名称与描述，但现代中医通过衷中参西形成共识，常以"紫癜"概括皮肤出血为主的一类病证，如免疫性血小板减少所致一类以"紫癜病"概括，变态反应性血管炎（过敏性紫癜）所致一类以"紫癜风"概括。

二、病因病机

1. 西医学角度　常见的紫癜诱发因素或基础疾病，如先天遗传因素所致血管发育缺陷、遗传凝血障碍等相对少见，后天获得性因素或疾病，如过敏、免疫、感染、药物、机械、退变等更为常见。与血管缺陷、血小板减少、凝血功能障碍、代谢及免疫紊乱等相关的疾病，具体机制尚不明确。

西医学根据紫癜的诱因与疾病不同，以及伴发其他部位出血及相应症状，将常见紫癜进行如下分类。

（1）*血管性紫癜*　遗传性者常见出血性毛细血管扩张症，获得性者常见毛细血管变态反应性炎症诱发的过敏性紫癜，单纯性紫癜好发于成年女性，与体内雌激素水平相关，与月经周期可能有一定关联性，而老年性紫癜属于血管退行性改变所致。其他还有重症感染刺激血管所致感染性紫癜、明确药物服用所致药物性紫癜、异常蛋白血症（M 蛋白、巨球蛋白、冷球蛋白等）性紫癜、机械性破坏血管壁所致紫癜、代谢紊乱所致紫癜等。

（2）*血小板性紫癜*　主要是各类血小板减少所致紫癜类疾病，其中，免疫性血小板减少性紫癜常见，有原发与继发之分。原发免疫性血小板减少症/紫癜，简称 ITP；其他结缔组织、甲状腺、病毒感染等疾病，常常继发免疫性血小板减少性紫癜。此外，还有血栓性血小板减少性紫癜、药物性血小板减少性紫癜、输血相关性血小板减少性紫癜等，同时有相关诱因及典型伴随症状以资鉴别。少数血小板增多症也会表现为出血性紫癜。血小板功能异常也常表现为皮肤出血性紫癜，并可伴有其他出血表现，如血小板无力症、巨血小板综合征，以及其他获得性血小板功能障碍相关病证，如尿毒症、骨髓增殖性疾病、异常球蛋白血症等。其他原因所致血小板分布异常，如脾功能亢进、低温麻醉等也会导致紫癜发生。

（3）凝血性紫癜 凝血功能障碍所致出血一般比较严重，紫癜面积较大，范围也广，常常诱发其他部位出血，甚至引发内脏出血而危及生命，需要加以鉴别并得到专科医生的及时处理。造成各种凝血因子缺乏的原因，有遗传性与获得性之分，前者如血管性血友病、异常纤维蛋白原血症，后者如严重肝病、维生素K缺乏症、使用抗凝或抗血小板药物等。纤维蛋白原溶解亢进也会导致凝血功能异常而诱发紫癜，穿刺或创伤部位渗血不止，并以大片瘀斑甚至血肿为特点，如弥散性血管内凝血。

此外，还有其他类型紫癜，如色素性紫癜、直立性紫癜、激素性紫癜等。其中，色素性紫癜是一类与皮肤毛细血管和色素沉着相关的慢性皮肤疾病，下肢多见，不易消退。

2. 中医学角度 中医学认为血不归经，溢于肌肤发为紫癜，外感、内伤均可引发。紫癜的基本病机总不离火热熏灼、迫血妄行和气虚不摄、血溢脉外两类。

外邪所致常因外感风热或因热病而损伤血脉，如《外科正宗》指出："葡萄疫……感受四时不正之气，郁于皮肤不散……发在遍体头面。"风邪、热邪、燥邪损伤上部络脉，则表现为衄血、咯血、吐血；湿热损伤下部络脉，则见尿血、便血。内伤所致，如情志不遂，恼怒过度，肝郁化火，肝火上逆，犯肺则为衄血、咯血，犯胃则出现吐血；饮食不节，如饮酒过多或过食辛辣厚味，容易滋生湿热，热伤络脉，导致衄血、便血、吐血，久则损伤脾胃，脾失于统血而吐血、便血等。劳欲体虚，如体劳、神劳、房劳、久病体虚等，会耗伤气阴，或气不摄血，或阴虚火旺，迫血妄行，均可发为紫癜。

紫癜迁延反复，久病入络，血脉瘀阻，血不循经，血溢脉外导致各类血证。紫癜的发生发展涉及诸多病机，临证辨治当择其要。

三、诊断治疗

1. 西医诊治　紫癜的西医治疗是根据不同紫癜病的发病机制采取针对性治疗。关键在于确定诊断：结合紫癜特点、实验室检查结果和伴随的症状、体征，并对常见多发紫癜类疾病进行鉴别诊断。

一般先询问患者病史，了解首次发现紫癜的时间、紫癜发作的特点、近期外伤史及其他伴随症状，如鼻出血、牙龈出血、血尿、皮疹、瘙痒等。女性患者需注意月经量有无增加，再完善体格检查，应特别注意出血的部位、性质和程度。

如果患者皮肤出现紫癜，且伴有鼻衄、牙龈出血，或者女性月经量过大，需要考虑全身出血性疾病所致紫癜，完善血常规、凝血功能等检查；若血小板计数减少，需进一步完善检查，明确原发或继发；必要时行骨髓穿刺术、抗血小板抗体检查等，注意与骨髓造血系统疾病所致血小板减少而引发的出血性紫癜相鉴别；逐一排查是否继发于各种自身免疫性疾病，如系统性红斑狼疮、甲状腺功能亢进、抗磷脂抗体综合征等，可以通过免疫抗体检查、甲状腺功能等排查；伴有中度以上脾大者，应考虑脾功能亢进症等；在血涂片中发现红细胞碎片者，提示可能有血栓性微血管病，若血浆游离血红蛋白升高，需注意是否合并三联征或五联征，特殊基因检测有助于鉴别。

如果是非血小板减少性紫癜，一般是由血管因素导致。若紫癜呈对称分布，下肢伸侧及臀部多见，高于皮肤，可相互融合，或伴有关节痛、腹痛等典型症状，多考虑为过敏性紫癜，可结合尿液检查、毛细血管脆性试验予以鉴别。若紫癜发生与服药相关，停药后药疹消失者，则考虑为药物性紫癜。年轻女性，紫癜发生无明显诱因，往往在月经期出血加重，考虑为单纯性紫癜。老年患者，紫癜主要在上肢前臂暴露部位常见，呈紫暗色或青黄色，则为老年性紫癜。

此外，如皮肤出现明显瘀斑，甚至血肿，伤口渗血不止，伴内脏出血等，患者处于危重症或严重感染状态的，多考虑是凝血功能紊乱导致的紫癜，应复查凝血和纤溶指标，如弥散性血管内凝血。血友病类紫癜常有明确的凝血因子缺乏。

紫癜的治疗包括一般治疗、对症治疗和对因治疗。紫癜急性发作期，以控制紫癜加剧为治疗目标，常使用抗过敏、抑制免疫、补充凝血因子、提升血小板等处理措施，但因无法及时消除病因或纠正紫癜发病机制，紫癜常会反复发作，或迁延进入慢性阶段。慢性、复发紫癜的治疗，需根据紫癜疾病的不同性质，选择相对应的治疗方案；部分患者属于血栓出血综合征，需要配合抗凝、抗聚治疗，平衡出血和栓塞。

慢性迁延患者，强调紫癜慢性病管理，防范诱因，如感染、药物、外伤、过敏等，以减少复发。应动态观察病情，既要减控紫癜发作，确保安全，又要防范复发，提高生活质量。应关注患者日常行为，对于下肢紫癜为主者，不宜久立久行，需要减负减压；保持大便通畅，控制血压，饮食宜清淡，并适当多吃些蔬菜、水果来补充维生素 C、K 等，有助于强化血管止血功能。对于非单纯紫癜的复杂病情者，需要及时请血液专科医生评估病情，积极干预，防止疾病变化进展。值得一提的是，若出现头痛、腹痛、口腔血疱、便血、月经持续过多等症状，务必及时就医处理，防止危及生命。

2. 中医辨治　紫癜类疾病属于中医学"血证"范畴，在治疗中应结合紫癜临床特点，在西医学诊疗基础上确诊并确保安全，衷中参西，病证结合，个体化随症加减，促进减症、稳病。

在辨证施治方面，一般紫癜急性发作期多为实热迫血妄行，清热凉血已成为一种主要治法。实热有风热、湿热、热毒、瘀热等。兼夹风者，皮肤紫癜骤发，以下肢及臀部居多，变化多端，色泽鲜红，或伴痒感，在清热凉血基础上，联合疏风通络方药施治。兼夹湿者，紫癜瘀滞下肢，久不消退，反复滋生，或可蕴于肠腑而腹痛、便血，壅滞关节则肿痛，在清热凉血基础上，联合清热利湿方药施治。兼夹瘀者，或肝郁血瘀，或久病入络而瘀，瘀热互结，双下肢瘀斑、瘀点鲜红色，联合活血化瘀方药施治。

慢性紫癜，病程长，病情反复，多从虚论治。常见气虚证型，反复发生肌衄，久病不愈，伴有气虚证候，健脾益气摄血为宜；次见阴虚证型，皮肤斑点或斑块青紫色，伴有阴虚火旺证候，滋阴清热凉血为宜；临床实际上并非单一证型，常常虚证兼见或虚实夹杂，如气阴亏虚、气虚夹瘀、阴虚血热等。

在辨病施治方面，现代医家常从肝、脾、肾等脏腑角度入手，大多基于"肝藏血""脾统血""肾主骨髓"及"肝肾同源"等理论，或从肝论治，或从脾论治，或肝脾同治、脾肾兼顾等，临证遣方用药各具特色，颇有疗效。对于慢性、复发性、药物难治性紫癜，从脏腑角度辨治，探讨兼夹风邪、湿邪、瘀毒等辨病施治，具有消除紫癜、防止复发的疗效。

综上所述，对于治疗紫癜，衷中参西，急则治标，缓则治本，标本兼治，既与时俱进，兼顾紫癜"病"的特点，以便必要时西医积极处理，确保安全，避免危及生命，又突出中医特色。病证结合辨治，既能增效减毒，又能缓解病情，助力康复。

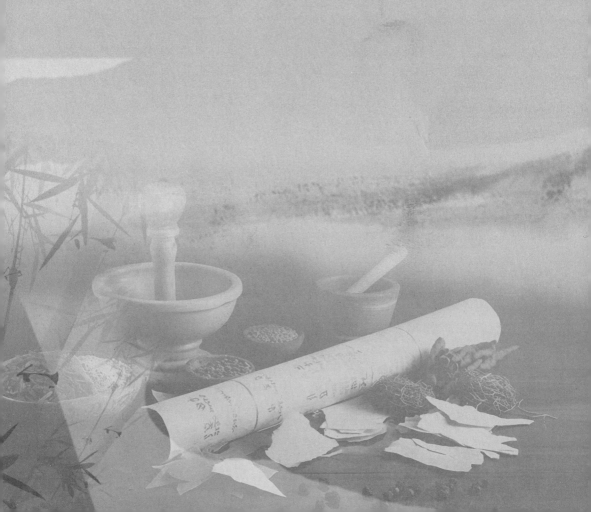

常规辨治

一、原发免疫性血小板减少性紫癜

1.概述 原发免疫性血小板减少性紫癜（ITP）属于获得性免疫介导的常见出血性疾病，以无明确诱因的血小板计数降低，常伴皮肤紫癜及其他黏膜出血，甚至内脏出血为主要临床特点，或伴有倦怠乏力等非出血性症状。文献报道，成人年发病率在（2～10）/10万，儿童及60岁以上者呈现高发趋势，育龄期女性略高。

（1）发病机制 自身抗原免疫失耐受，导致体液和（或）细胞免疫异常活化，介导了血小板破坏加速与巨核细胞产生血小板不足。

（2）诊断要点 常采取排除法，在详细询问病史及细致体检的基础上，逐一排除继发因素或疾病所致血小板减少，常见如下几点：①至少连续两次血常规检查提示血小板计数减少，外周血涂片镜检细胞形态无明显异常。②脾脏一般不增大。③必要时行骨髓检查，细胞形态学提示巨核细胞增多或正常，伴成熟障碍。④排除其他继发性因素，如自身免疫性疾病、甲状腺疾病、淋巴系统增殖性疾病、骨髓增生异常综合征（MDS）、再生障碍性贫血（AA）、各种恶性血液病、肿瘤浸润、慢性肝病、脾功能亢进、疫苗接种等所致血小板减少。

（3）临床分期 依据病程长短划分如下：①确诊后3个月以内患者属于新确诊的。②确诊后3～12个月、血小板持续减少患者属于持续性ITP，包括未自发缓解和停止治疗不能维持完全缓解者。③血小板持续减少超过12个月者进入慢性状态。重症是指血小板计数 $<10×10^9$/L 伴活动性出血，难治性是指对一线治疗药物、二线治疗药物中的促血小板生成药物及

利妥昔单抗均无效，或脾切除无效和（或）术后复发，进行诊断再评估仍确诊为本病者。

2. 临床表现 该病临床变化较大，以血小板减少为特点，伴或不伴出血性或非出血性症状。出血性症状常见皮肤黏膜出血，重者内脏出血，甚至颅内出血而危及生命。老年患者致命性出血发生风险明显高于年轻者，幼年儿童患者很少见。部分患者主要呈现为乏力、焦虑等非出血性表现。

3. 西医常规诊疗 治疗遵循个体化原则，兼顾患者意愿，在治疗不良反应最小化基础上提升血小板计数达到安全水平，减少出血，确保安全，关注健康相关生活质量。

紧急治疗：一旦发生或有高度风险发生危及生命的出血，如颅内出血等，或需行急症手术时，应迅速提升血小板计数至安全水平。可给予静脉注射免疫球蛋白和（或）静脉注射大剂量甲泼尼龙等激素，或联合重组人血小板生成素（TPO），并及时配合输注机采血小板悬液等救治措施。

一般治疗：一线治疗药物包括糖皮质激素（大剂量地塞米松或常规剂量泼尼松）与丙球疗法；二线治疗药物包括促血小板生成药物，如TPO、促血小板生成素受体激动剂（艾曲泊帕等）、利妥昔单抗，联用或序贯治疗，以及内科保守治疗无效而采取的脾脏切除手段等；三线治疗药物包括全反式维A酸、达那唑、硫唑嘌呤、环孢素A、长春新碱等药物，需要根据医生经验及患者状况进行个体化选择应用，动态监测血常规、肝肾功能指标等。

4. 中医辨证论治 原则上，在西医确诊、病情评估及必要的确保安全的基本治疗基础上介入中药积极施治，病证结合，随症加减，促进获得减缓症状、稳定病情，逐渐提升血小板之效果。

（1）血热妄行证型

证候：发病急骤，多发出血（紫癜、衄血、崩漏等），反复且量多，血色鲜红；常伴发热、烦渴、小便黄赤、大便干燥等。舌质红，苔黄或腻，脉弦数或滑数。

治法：清热泻火，凉血止血。

方药：犀角地黄汤（《备急千金要方》）及其类似方药加减施治。常用羚羊角粉0.3～0.6g（冲服）或水牛角20～30g（先煎），生地黄9～15g，牡丹皮6～12g，赤芍9～15g，小蓟9～12g，玄参9～15g，日1剂，水煎服。

加减：外感发热或往来寒热，口苦、咽干等，加味小柴胡汤辨治以和解；高热不退，加味白虎汤辨治以清热泻火；大便干结，加味承气汤辨治以清泄通便；齿鼻衄血，加味泻心汤辨治以泻心止血。

（2）阴虚火旺证型

证候：起病缓慢，时发时止，紫癜色鲜红或暗红；常伴五心烦热，或潮热盗汗，手足心热，口渴不欲饮，眠差等。舌质红少津，苔薄或剥，脉细数。

治法：滋阴清热，凉血止血。

方药：知柏地黄汤（《医宗金鉴》）及其类似方药加减施治。常用知母6～12g，黄柏或卷柏9～12g，生/熟地黄12～15g，牡丹皮6～12g，茯苓12～15g，山药15～30g，泽泻6～9g，五味子3～6g，日1剂，水煎服。

加减：兼眠差多梦者，辅以茯神9～15g、合欢皮9～12g、首乌藤9～15g、远志6～9g等养心安神；齿鼻衄血者，加味玉女煎辨治以滋阴凉血止血；兼气虚乏力者，加太子参9～15g或西洋参6～9g、麦冬6～12g等益气养阴；头晕腰酸者，加二至丸滋阴益肾；经血淋漓者，加益母草9～15g、墨旱莲9～12g、马鞭草9～12g等滋阴调经止血。

（3）气不摄血证型

证候：起病缓慢，时发时止，遇劳则发，紫斑色淡稀疏；伴神疲乏力，头晕气短，面色不华，食少便溏或便干不爽。舌质淡，苔白，脉濡弱或沉细。

治法：健脾益气，摄血止血。

方药：归脾汤（《严氏济生方》）及其类似方药加减施治。常用黄芪12～24g，白术6～12g，党参12～24g或人参6～9g，当归6～9g，茯苓12～15g，远志6～9g，日1剂，水煎服。

加减：兼易于外感，多发汗出，辅以桂枝汤合玉屏风散固护卫外、收敛止汗；兼夹瘀血内蕴者，加三七片3～9g、郁金6～9g、赤芍9～12g、穿山龙9～15g等活血祛瘀；兼胃脘痞满者，加太子参9～15g、蒲公英9～12g、砂仁6～9g（打碎后下）、石菖蒲6～9g等开窍除满；失眠多梦者，加首乌藤9～15g、合欢皮6～12g、酸枣仁12～15g等养心安神；腰膝酸软者，加补骨脂9～12g、淫羊藿6～9g、黄精9g～12g等益肾固摄。

5. 中西医分层治疗 中西医结合遵从急则治标、缓则治本的原则，临床实际中参照急则西医处理而确保安全，缓则中医辨治而减症促稳，如下中西医分层施治可供临床参考。

（1）以下情况可以考虑中医治疗 ①血小板计数≥（20～30）×10⁹/L，不伴明显自发出血，且不进行有创治疗者。②西药如激素、促血小板生成素受体激动剂等依赖而寻求中医辨治减撤者。

（2）以下情况可以用中医为主、西医为辅治疗　①血小板计数不稳定，血小板计数间或不足（20～30）×10^9/L，常无严重出血症状、体征，间或重症出血及时积极处理、加以提升可以确保安全者。②难治性患者，血小板计数持续不足（20～30）×10^9/L而大于10×10^9/L，不耐受或不接受西药治疗者。

（3）以下情况原则上以西医为主、中医为辅治疗　①急性血小板减少，血小板计数<10×10^9/L和（或）有严重出血症状和体征者。②慢性血小板减少，血小板计数<（20～30）×10^9/L，严重出血随时发生高度风险状态，或拟行有创治疗者。

6. 李达教授评述　原发免疫性血小板减少症，既往后缀紫癜，以示临床以出血症状为主，尤其是紫癜类皮肤出血。

如今西医删减了紫癜，突出血小板减少问题，出血或有或无，或轻或重，因人而异，因病而异，所以其治疗基本都是提升血小板为主药物，即便新二代促血小板生成素受体激动剂，如艾曲泊帕一类等，靶向目标就是提升血小板。然而，纵观国内外此类疾病的指南与专家共识，对于相当部分慢性患者，确保安全并提高生活质量是基本的治疗目的。指南对于儿童患者血小板不低于20×10^9/L，成人不低于30×10^9/L，不伴明显出血，不一定需要药物干预，尤其不宜长期药物干预，即以最小的药物治疗毒性获得可以接受的生活质量且相对安全为适宜，所以减缓出血并稳定病情等非升板治疗也是重要的。

临床上，对于血小板减少患者，建议完善相关检查，排除继发性疾病或诱因为宜，结合年龄、基础疾病、血小板数值、出血症状及所从事的工作，综合评估出血危险等，结合患者意愿，选择合适药物适度治疗。在此基础上，建议及时介入中药辨治，尤其对于减缓症状、缓解病情有益，促进获得增效减毒的效果。

中医方面，历来把此类疾病归属于"血证"范畴，以"紫癜病"概括，顾名思义，中药辨治减缓紫癜及其他出血症状是其主要的对症治疗，减缓出血症状，减少危及安全的不良事件发生。中医的优势在于辨证论治、随症加减，一是减缓"血证"类出血症状，有益于临床安全；二是缓解非出血症状，如常见的乏力、头晕、失眠、纳差、便溏等，也就提升了患者的舒适度。实际上，也契合了西医近年来的观点，关注并改善患者非出血性症状，如疲劳、抑郁等，有助于改善生活质量，尤其对于持续性、慢性患者。

我在临床上沿袭"血小板减少性紫癜"病名，分层辨析，"紫癜"归属于"血证"范畴，血小板减少归属于"虚劳"之"血虚"范畴，血证与虚劳结合以辨证施治，在减缓出血性紫癜基础上，生血而提升血小板。中西医治疗，显效过程不同，西医可以较为快速地提升血小板，对于显著降低并重症出血危及生命者非常有效，及时积极处理，确保生命安全。中医辨治，先减症，后稳病，再升板，也就是减缓症状在先，改善客观指标在后，因此我提倡衷中参西，中西医结合，增效减毒。

二、过敏性紫癜

1. 概述 过敏性紫癜是免疫因素介导的一种全身血管性变态反应性炎症，以非血小板减少性血管紫癜和（或）关节痛、腹痛，甚至肠道出血及肾炎等为主要临床表现。儿童常见，发病年龄多为 7～14 岁，成人患病相对较少，男女之比为 1.4：1

左右，发病有时呈现季节性，冬、春发病为多，夏季相对较少。

发病机制：西医对于过敏性紫癜的病因及发病机制尚未明确，大多认为与病原微生物（如细菌、病毒、支原体、幽门螺杆菌等）、食物（牛奶、鸡蛋、鱼虾等）、药物（抗生素、解热镇痛药等）、花粉、虫咬及预防接种等有一定关联性，作为致敏因素使机体产生变态反应而造成一系列机体血管炎性损伤。

本病常筛查的项目，如血常规、尿常规、大便常规＋隐血试验、腹部彩超、尿蛋白定量与尿红细胞形态、毛细血管脆性试验、血块收缩试验与凝血五项、肝肾功能与免疫学检查，以及过敏原筛查等有益于鉴别诊断及评估病情。皮肤活检有助于疑难病例诊断，必要时行肾组织活检可确定肾炎病变性质及受损程度，对治疗及预后判定有指导意义。

诊断要点：①发病前可有上呼吸道感染或服食某些食物、药物等。②发病较急，紫癜多见于下肢，对称分布，形状不一，常高出皮面，压之不褪色；或伴血管神经性水肿、游走性关节肿痛，甚至腹痛、便血及血尿、蛋白尿等。③血小板计数多数正常或升高，出凝血项目检查均在正常范围。④定期检查尿常规，可有镜下血尿、蛋白尿等肾脏损伤表现，肾组织活检有助于判定肾脏病变。

过敏性紫癜临床分型：单纯皮肤型、腹型、关节型、肾型和混合型。

2.临床表现　多数患者发病前1～3周有上呼吸道感染史，发病较为急骤，大多以皮肤紫癜为首发症状，常见于负重部位，如下肢远端、踝关节周围等，其次是臀部，上肢、面部少见，躯干部罕见。

　特征性紫癜为高出皮肤，表现为小型荨麻疹或粉红色斑丘疹，压之不褪色。皮损部位可形成出血性水疱，甚至坏死溃疡；少数患者早期有不规则发热、乏力、食欲减退、头痛、腹痛及关节疼痛等非特异性表现，值得关注，加以排查；约1/3患者出现肾脏损害，可出现肉眼血尿或显微镜下血尿和（或）蛋白尿、管型尿等，一般紫癜后2～4周出现。

3. 西医常规治疗　一般是支持和对症治疗。急性期卧床休息；注意寻找诱因，加以避免并消除过敏原，有益于减缓并防止反复；对症疗法，如抗感染、抗组胺药物和钙剂、解痉止痛、制酸护胃等药物，混合型紫癜，尤其是并发腹型者，可服用糖皮质激素如地塞米松和（或）泼尼松等，肾型紫癜配合免疫抑制剂，如硫唑嘌呤、环磷酰胺、雷公藤多苷片等，肾科协助处理，并联合抗血小板凝集药物，如阿司匹林、双嘧达莫，必要时用小剂量肝素等。

4. 中医辨证论治

（1）风热伤营证型

证候：起病急骤，对称性紫癜，扶之碍手，初起颜色鲜红，后渐变紫，分布较密，甚则融合成片，或可微痒，或伴发热，或有关节肿痛等。舌尖红，苔薄黄，脉浮数。

治法：疏风清热，凉血活血。

方药：消风散（《外科正宗》）及其类似方药加减施治。常用荆芥6～9g，防风6～9g，蝉蜕3～6g，火麻仁12～15g，苦参6～9g，知母6～12g，石膏15～24g，牛蒡子6～12g，升麻6～9g，生地黄12～15g，牡丹皮6～12g，茜草9～15g，日1剂，水煎服。

加减：若皮肤瘙痒者，加白鲜皮6～12g、地肤子9～15g等消风止痒；外感咳嗽者，加桑叶6～9g、菊花6～9g、紫菀 6～9g、桔梗 6～9g 等祛风止咳；便血者，加小蓟 9～12g、地榆 9～15g、槐花炭 6～9g、白及粉 3～6g（冲服）等清肠止血；尿血者，加藕节炭 12～15g、白茅根 12～24g、大蓟 9～15g、墨旱莲 9～12g 等清热止血。

（2）湿热蕴阻证型

证候：紫癜多发于下肢，间见黑紫色血疱，重者或搔抓而溃破；或伴踝踝肿胀，或见腹胀腹痛，甚则便血，伴纳呆、恶心、呕吐。舌质红或暗红，苔黄腻，脉濡数。

治法：清热利湿，活血化瘀。

方药：三妙散（《医宗金鉴》）合槐花散（《普济本事方》）及其类似方药加减施治。常用黄柏 6～12g，苍术 6～9g，牛膝 9～12g，薏苡仁 12～24g，槐花 6～9g，地榆 12～15g，侧柏叶 9～12g，荆芥穗 6～9g，枳壳 6～9g 等，日 1 剂，水煎服。

加减：若关节肿痛、活动受限者，加赤芍 6～12g、鸡血藤 9～15g、忍冬藤 12～30g、木瓜 6～12g、独活 6～9g 等活血通络；泄泻者，加葛根 12～15g、黄芩 6～9g、黄连 3～5g、广藿香 6～9g、苍术 6～9g 等胜湿止泻；尿血者，加小蓟 9～12g、萹蓄 9～12g、石韦 6～12g、白茅根 9～18g 等清热止血；腹痛者，可配用芍药甘草汤或金铃子散缓急止痛。

（3）阴虚火旺证型

证候：病情较长，反复发作，紫癜色稍暗红，其色不鲜，分布不密；伴有颧红，潮热盗汗，五心烦热，腰膝酸软。舌质红，无苔或光剥苔，脉细数。

治法：滋阴清热，凉血化斑。

方药：知柏地黄汤（《医宗金鉴》）及其类似方药加减施治。常用知母6～12g，黄柏6～12g，熟地黄12～15g，山药12～15g，山萸肉6～12g，牡丹皮6～12g，茯苓12～15g，泽泻6～9g，日1剂，水煎服。

加减：若腰膝酸软甚者，加黄精9～15g、怀牛膝6～12g等补肾益精；尿血者，配伍大蓟9～15g、小蓟9～12g、三七粉1～3g（冲服）、藕节炭9～15g等清热止血；低热者，加银柴胡6～12g、地骨皮9～15g、青蒿6～12g（后下）、醋鳖甲15～24g（先煎）等养阴清热；盗汗者，加煅牡蛎15～30g（先煎）、煅龙骨12～18g（先煎）、五味子3～6g、浮小麦15～24g等敛阴止汗。

（4）脾不统血证型

证候：起病缓慢，迁延日久，紫斑色淡暗，分布稀疏；伴面色少华或萎黄，神疲气短，倦怠无力，隐痛便溏，痞满纳呆。舌质淡，少苔，脉沉细或弱。

治法：健脾益气，活血祛瘀。

方药：归脾汤（《严氏济生方》）及其类似方药加减施治。常用黄芪12～30g、党参12～30g或人参6～9g、白术6～12g、当归6～9g、炙甘草6～9g、茯神9～15g、远志6～9g、酸枣仁12～15g、木香3～6g、龙眼肉9～15g、生姜6～9g、大枣6～12g等，日1剂，水煎服。

加减：若便血者，加乌梅6～12g、防风炭6～9g、地榆9～15g、槐花6～9g等疏风止血；兼有风邪表证者，可酌加荆芥6～9g、防风6～9g、牛蒡子6～12g等疏风解表；瘀血甚者，少佐三七3～6g、郁金6～9g、丹参9～12g等祛瘀生新。

5. 中西医分层治疗

（1）以下情况可以用纯中医治疗　①单纯皮肤型紫癜，非重型泛发者，或慢性迁延者，或易于反复者。②混合型紫癜，西医处理后呈减缓状态，寻求中医调治或减撤西药者，或西医处理后不良反应较重而患者不能耐受者。

（2）以下情况可以用中医为主、西医为辅治疗　①皮肤紫癜激素等西药依赖，寻求中医调治减撤激素者。②腹型紫癜为主，激素干预可以减缓，时有反复（重型者除外），排除外科手术指征者。③肾型紫癜西医治疗效果欠佳，处于慢性肾病进展状态和（或）肾功能轻度损害者。

（3）以下情况可以用西医为主、中医为辅治疗　①皮肤紫癜急性泛发重症患者。②腹型紫癜消化道症状严重患者。③肾型紫癜急性严重肾功能损害患者等。

6. 李达教授评述　过敏性紫癜以临床紫癜类症状为主，客观出凝血指标无明显异常，遭遇诱发因素而呈现发作性皮肤和（或）黏膜紫癜，强调防范诱因为宜，过敏原的检查是必要的。但是临床上很多患者对于接触物及食物并非时常呈现密切相关性，反而持续重力影响易于诱发或加重病情，如久立、久坐、久行等，故在紫癜发作之时，卧床休息或抬高下肢有助于减缓并促进消退。

此类紫癜，在加强防范并必要时卧床休息基础上，中医为主辨治调理，对于皮肤为主的紫癜大多效果良好。如果诱发严重腹型紫癜，尤其疑似急腹症发作时，急诊就医激素等药物及时干预，有助于减缓病情，确保安全；而反复发作紫癜者，动态检查尿常规、肾功能分析，甚至肾脏活检等，有助于评估肾脏是否受损及受损程度。肾脏病变关乎着此类患者的远期效果，需要肾科协助诊疗，并从饮食、行为、药物等方面加以防范为宜。

作为中医为主辨治此类紫癜的临床医生，衷中参西是基本原则，确保安全并防范脏器受损基础上，对于以皮肤紫癜为主者，强调中医辨治为主，急则凉血消癜治标，缓则祛风活血、固护卫外治本，积极查找诱因并加以消除，配合静卧休息减负，常获事半功倍之效。

三、色素性紫癜

1. 概述 色素性紫癜属于色素性紫癜性皮肤病（PPD），是一种较为常见的血管性、色素沉着性紫癜类疾病，中年男性多见，儿童和青少年较少见。本病有自愈倾向，但易于反复，甚至迁延不愈。

本病发病原因尚未明确，静脉高压、药物、运动、毛细血管脆性增加、局部病灶感染、化学刺激等因素均有可能介导免疫反应，淋巴细胞浸润血管及其周围组织，导致红细胞外溢，常伴含铁血黄素沉着。

皮肤镜检查作为一种识别色素沉着和血管病变的无创诊断工具，有益于辅助裸眼临床视诊，镜检显示红棕色色素沉着、褐色网状、线性血管、环形或逗号样血管改变等特点。

如临床检查不能确诊，皮肤活检会有帮助。PPD 各亚型具有一些共同的组织病理学特征：浅表血管周围炎性浸润，内皮细胞增殖和水肿，血管腔变窄，真皮乳头层红细胞外渗，不同程度含铁血黄素沉积等。

实验室检查如血小板计数、外周血形态、凝血功能、急性期反应物的结果通常无异常。

临床分型：进行性色素性紫癜性皮肤病、色素性紫癜性苔藓样皮肤病和毛细血管扩张性环状紫癜三型。

诊断要点：①好发于下肢皮肤的对称性紫癜，或鳞屑性红斑、苔藓样丘疹，或毛细血管扩张等，不伴水肿、溃疡表现。②排查血小板减少、凝血功能障碍及变态反应性紫癜。③结合皮肤镜检查，必要时皮肤活检有助于诊断。

2. 临床表现　紫癜以不同皮损形态区分，常见如下类型：①进行性色素性紫癜性疾病，皮损形态呈群集针尖大小红色瘀点，密集成片，压之不褪色，缓慢扩大，以小腿伸面为主。②色素性紫癜性苔藓样疾病，初起为圆形、铁锈色小丘疹，数目较多，可聚集成大小不等、边界不清的斑片，可伴紫癜样损害或瘙痒感。③毛细血管扩张性环状紫癜病，初起为紫红色环状斑疹，红色消退而呈褐色色素斑，皮损边缘缓慢地向四周扩展，亦可呈多环状或弧形。

色素性紫癜易于新旧紫癜皮疹交替出现，持续数年，有自愈倾向。

3. 西医常规治疗　临床目前尚未明确一线治疗方案。对于轻症者，可通过抬高患肢、避免小腿长期下垂等措施，一定程度缓解或防止加重病情，同时鼓励应用润肤剂和保湿剂，外敷、光疗等治疗有助于缓解病情，主要包括加压治疗、紫外线治疗、激光和强脉冲光治疗等。

目前，芦丁、柑橘类黄酮苷、高剂量抗坏血酸是本类紫癜疾病的基本治疗药物，糖皮质激素局部涂抹有助于缓解病情，其他如雷公藤多苷、沙利度胺、秋水仙碱、环孢素A等有一定效果，但不易防止复发，且存在毛细血管扩张、继发感染、加重色素沉着等不良反应。可配合二线预防措施：紫外线B段光疗或补骨脂素加紫外线 A 段光疗，潜在不良反应为日晒伤、起水疱、瘙痒和皮肤老化。

4. 中医辨证论治

（1）内治法

1）血热夹瘀证型

证候：紫癜色素斑，色鲜红或紫红，也可棕褐色，常伴口干口苦、尿黄、大便干，情绪急躁。舌质红，苔薄或黄腻，脉弦数。

治法：清热凉血，活血祛瘀。

方药：犀角地黄汤（《备急千金要方》）+ 血府逐瘀汤（《医林改错》）及其类似方药加减施治。常用羚羊角粉 0.3～0.6g（冲服）或水牛角 15～30g（先煎），生地黄 12～15g，赤芍 9～12g，牡丹皮 6～9g，桃仁 6～9g，红花 3～6g，川芎 6～9g，柴胡 6～9g，当归 6～9g，日 1 剂，水煎服。

加减：外感风热者，配伍蝉蜕 3～6g，牛蒡子 6～9g，金银花 6～12g 疏风清热；血热甚者，生地黄加量并加玄参 9～15g，连翘 9～12g，黄连 3～6g 清热泻火凉血；湿热明显者，加薏苡仁 12～18g，土茯苓 15～30g，黄柏 9～12g 清热利湿；若瘙痒明显者，加白鲜皮 6～9g，地肤子 9～12g 祛风止痒。

2）血燥伤阴证型

证候：色素紫癜，皮肤粗糙、脱屑，或丘疹密集成片，皮肤肥厚而作痒，伴口干、心烦。舌质红，少苔，脉细弱或涩。

治法：养血润燥，活血止痒。

方药：四物汤（《仙授理伤续断秘方》）合消风散（《太

平惠民和剂局方》）及其类似方药加减施治。常用熟地黄12～15g，当归6～9g，白芍9～15g，川芎6～9g，荆芥6～9g，防风6～9g，蝉蜕3～6g，苦参6～9g，知母6～9g，石膏15～18g，牛蒡子9～12g，升麻6～9g，生地黄12～15g，甘草6～9g，日1剂，水煎服。

加减：瘀血甚者，加桃仁6～9g，红花3～6g，三七6～9g，丹参9～12g活血化瘀；日久耗气伤阴者，加黄芪12～15g，太子参9～12g，女贞子9～12g，墨旱莲9～12g益气养阴。

（2）外治法

1）白鲜皮、地肤子、苦参、蛇床子、黄柏各等量（50～100g），水煎外洗患处，用于局部皮肤干燥、瘙痒明显者。

2）局部外用皮质类固醇，如曲安奈德尿素软膏、糠酸莫米松乳膏等，1～2次／日，持续4～6周；亦可外用多磺酸黏多糖乳膏、肝素钠乳膏等肝素钠类制剂。

3）局部皮肤呈苔藓样变者，可用梅花针局部弹刺，每日1次，也可配合神灯（TDP）或周林频谱仪照射治疗。

5. 中西医分层治疗

（1）以下情况可以用纯中医治疗　①轻症色素性紫癜病，非进展、非泛发者，迁延不愈者。②经激素等药物处理病情缓解而产生依赖，寻求中医药治疗减撤者。

（2）以下情况可以用中医为主、西医为辅治疗　色素性紫癜皮肤病急性泛发，激素或免疫抑制剂治疗有效，易于反复，介入中药减撤西药并增效防止复发者。

（3）以下情况可以用西医为主、中医为辅治疗　色素性紫癜皮肤病急性泛发之重症患者。

6. 李达教授评述 尽管色素性紫癜没有明显危险性，又不伤及肾脏等脏器，但是经久不消，有碍观瞻，越来越多的患者苦恼于皮肤紫癜之外观而就医治疗。由于缺乏客观指标，紫癜基本局限在皮肤，尤其是下肢皮肤，无明显痛痒，大多皮肤科医生采取局部对症治疗，不少患者涂抹激素药膏有效，但是易于反复，长期应用，不良反应渐显。

以中医为主调治紫癜类疾病，除了上述常见血小板减少性紫癜及过敏性紫癜之外，门诊也逐渐多了一些色素性紫癜患者。考虑血管性紫癜范畴，不易消退特点，着重活血化瘀方药配合施治，有益促进消减，不主张长期应用激素类药物，即便是局部涂抹。配合下肢减压减负，有助于改善症状，如不宜持续性久立、久坐、久行等，时常抬高下肢等。

四、老年性紫癜

1. 概述 老年性紫癜是一种慢性血管性出血性疾病。临床表现为慢性皮肤紫癜及紫斑性小血肿，尤以60岁以上老年人多见，女性多于男性。发病机制主要与皮肤、皮下组织及血管壁本身弹性纤维减少有关。

诊断要点：①年龄>60岁。②有或无外伤史。③手、足、前臂伸侧等处的紫癜，直径大于1～4cm。④血小板计数正常。⑤束臂试验阳性。⑥排除其他血液系统疾病。

2. 临床表现 紫癜常见于暴露部位，如面部、颈部、下臂、手及小腿，尤其上肢前臂伸侧，紫癜呈深红色或紫红色。紫癜吸收缓慢，常留下棕褐色色素沉着。

3. 西医常规治疗 目前本病无特效治疗方法，常用增加毛细血管致密性、降低通透性的药物，如维生素 C、芦丁等，也有应用糖皮质激素、抗组胺药物等对症治疗者。

4. 中医辨证论治

（1）脾虚证型

证候：紫癜散发，色泽紫暗，上肢多见，常持续数周或更长，伴倦怠乏力，大便稀溏，纳眠欠佳。舌质淡或暗，苔白，脉细无力。

治法：健脾益气，养血安神。

方药：归脾汤（《严氏济生方》）及其类似方药加减施治。常用黄芪 12 ～ 15g，白术 9 ～ 12g，党参 12 ～ 15g 或人参 6 ～ 9g，当归 6 ～ 9g，茯苓 12 ～ 15g，远志 6 ～ 9g，日 1 剂，水煎服。

加减：易于汗出外感者，辅以桂枝汤合玉屏风散，桂枝 6 ～ 9g，白芍 9 ～ 12g，大枣 9 ～ 12g，生姜 6 ～ 9g，防风 6 ～ 9g 疏风解表、固卫止汗；兼胃脘痞满者，加法半夏 6 ～ 9g，黄芩 6 ～ 9g，黄连 3 ～ 6g，干姜 6 ～ 9g，太子参 12 ～ 15g，蒲公英 6 ～ 9g 行气消痞；兼大便干结者，加麻子仁丸润肠通便。

（2）肾虚证型

证候：紫癜散发，边界鲜明而呈暗紫，可持续数周或更长，伴腰膝酸软，怕冷，尿多。舌淡胖或暗，苔白，脉沉细或无力。

治法：温阳补肾。

方药：金匮肾气丸（《金匮要略》）及其类似方药加减施治。常用熟附子 6 ～ 12g（先煎），肉桂 2 ～ 5g（焗服），山药 9 ～ 12g，山萸肉 9 ～ 12g，牡丹皮 6 ～ 9g，泽泻 9 ～ 12g，日 1 剂，水煎服。

加减：兼瘀血症状重者，加丹参 9～12g，三七 3～6g，当归 6～9g，桃仁 6～9g，红花 3～6g 活血祛瘀；若肾虚精亏、虚火上炎者，加生地黄 12～15g，墨旱莲 9～12g，女贞子 9～12g，五味子 3～6g 滋阴清热；畏寒肢冷、便溏者，加补骨脂 6～9g，锁阳 6～9g，菟丝子 9～12g 补肾固摄。

5. 中西医分层治疗

（1）以下情况可以用纯中医治疗　老年性紫癜患者，在防护基础上，大多数可以中医药调治。

（2）以下情况可以用中医为主、西医为辅治疗　皮肤紫癜泛发，依赖西药治疗，介入中药调治减症促稳而减撤西药者。

（3）以下情况可以用西医为主、中医为辅治疗　老年性紫癜合并皮损急性感染者。

6. 李达教授评述　伴随着进入老龄化社会，人们的寿命逐渐延长，越发关注与重视自己的健康。既往此类疾病，由于大多发生于年长者，主要在上肢前臂分布，并未出现其他部位出血而发生危险，一直以来未受到重视。

老人对于自己的健康重视在提高，外在形象关注度也在提升，此类大多局限于上肢前臂的紫癜，除了以防为主外，对此的治疗需求也在增加，且老年人免疫力降低，紫癜易致皮损，甚至继发感染，治疗减缓并防范感染也是不少患者寻求中医为主治疗的目的。

西医大多嘱咐患者防范外界不良因素刺激，如暴晒、外伤，避免搔抓所致破损，防治继发感染等，适当给予补充维生素 C 之类降低毛细血管通透性的辅助治疗。中医辨治有其优势，在防范基础上，扶正补虚、固护卫外有益于防范紫癜发生，辅以活血祛瘀有益于消减紫癜；扶正补虚也有提升免疫力效果而防治继发皮肤感染。

五、血栓性血小板减少性紫癜

1. 概述 血栓性血小板减少性紫癜（TTP）系发生于微血管的血栓出血综合征，临床特征呈现微血管病性溶血性贫血、血小板减少性紫癜、神经精神症状三联征，或伴发热和肾脏受累的五联征。

本病年发病率为（2～6）$/10^6$，女男之比约为 2：1，高峰发病年龄为 30～50 岁，多数发病急骤、病情危重，少数发病隐匿、临床不典型。炎症、感染、妊娠等可能是诱发 TTP 的原因。

发病特点：临床常见遗传性和获得性两种，后者根据有无原发病分特发性和继发性。遗传者系血管性血友病因子（VWF）裂解酶（ADAMTS13）基因突变导致酶活性降低或缺乏所致，常在感染、应激或妊娠等诱发因素作用下发病。特发者多因患者体内存在抗 ADAMTS13 抗体或抑制物，导致酶活性降低或缺乏，为临床主要类型。继发者多因感染、药物、肿瘤、自身免疫性疾病、造血干细胞移植等引发，发病机制复杂，且与血管内皮细胞 VWF 异常释放、补体与血小板异常活化等相关，预后不良。

诊断要点：①具备典型临床表现，如三联征或五联征。②典型血常规及生化异常改变，贫血，血小板显著降低，外周血涂片中红细胞碎片明显增多，游离血红蛋白增多，乳酸脱氢酶升高，而凝血功能基本正常等。③血浆 ADAMTS13 活性显著降低。④排除溶血性尿毒综合征（HUS）、弥散性血管内凝血（DIC）、HELLP 综合征、Evans 综合征等疾病。

2.临床表现 ①血小板减少性出血：以皮肤黏膜出血为主，重者累及内脏，甚至颅内出血而危及生命。②微血管病性溶血性贫血：轻中度贫血，伴黄疸，可有脾大。③神经精神症状：意识紊乱、头痛、失语、惊厥、视力障碍、偏瘫及局部病灶感觉 / 运动障碍等，呈现发作性、多变性特点。④肾脏损害：尿检可呈蛋白尿、血尿、管型尿等，血尿素氮及肌酐升高，甚者急性肾衰竭。⑤可有发热。

3.西医常规治疗 本病凶险，病死率高。在诊断明确或高度怀疑时，不论轻型还是重型，都应尽快开展治疗。

首选血浆置换治疗，其次可选用新鲜（冰冻）血浆输注；但对高度疑似和确诊病例，输注血小板务必谨慎，仅在危及生命的严重出血时权衡利弊考虑使用！

药物治疗常用免疫治疗、VWF 靶向治疗、抗血小板聚集等。一线治疗包括糖皮质激素、利妥昔单抗、大剂量丙种球蛋白等，必要时考虑其他免疫抑制治疗，如硼替佐米、环孢素 A 等。病情稳定后可选用潘生丁或阿司匹林，对减少复发有一定作用。加强支持治疗：本病累及多个器官，密切动态观察并评估器官功能，积极支持治疗，保护器官功能，易见肾衰竭，联合血液透析。

4.中医辨证论治

（1）热毒瘀滞证型

证候：发病急骤，出血性紫癜多发，易见尿血、便血、色鲜红；常伴发热、烦躁、小便黄赤、大便干燥。舌质红，苔黄或腻，脉洪数或滑数。

治法：清热泻火，凉血止血。

方药：犀角地黄汤（《千金要方》）＋清瘟败毒饮及其类似方药加减施治。常用羚羊角粉0.3～0.6g（冲服）或水牛角15～30g（先煎），生地黄12～15g，黄连3～6g，黄芩6～9g，牡丹皮6～9g，石膏15～30g（先煎），栀子6～9g，甘草9～12g，玄参9～12，连翘9～12g，赤芍9～12g，知母6～9g，日1剂，水煎服。

加减：神昏谵语者，送服安宫牛黄丸通窍醒神；热毒甚者，配伍泻心汤泄热止血；尿血甚者，加小蓟12～15g，地锦草12～15g，白茅根12～15g凉血止血；便血甚者，加地榆12～15g，槐花6～9g，大蓟9～15g清肠止血。

（2）湿毒瘀滞证型

证候：发病急骤，出血性紫癜多发，黄疸，尿赤，口苦口干，便溏或不爽，身热不扬。舌质紫暗，或兼瘀斑，苔白或黄腻，脉弦或涩。

治法：清热利湿，化瘀止血。

方药：茵陈蒿汤（《伤寒论》）配伍血府逐瘀汤（《医林改错》）及其类似方药加减施治。常用茵陈9～15g，青蒿6～9g，大黄3～9g，栀子6～9g，桃仁6～9g，红花3～6g，当归6～9g，生地黄12～15g，赤芍9～12g，川芎6～9g，柴胡6～9g，枳壳6～9g，甘草6～9g，牛膝9～12g，日1剂，水煎服。

加减：神昏谵语者，送服至宝丹等开窍醒神；湿热甚者，加薏苡仁15～30g，土茯苓15～30g，黄芩9～12g清利湿热；伴血尿者，配伍小蓟饮子加减清热止血。

5. 中西医分层治疗

（1）以下情况可以用纯中医治疗　诱发因素消除，西医治疗缓解，并已结束治疗的患者，中药调治，消减后遗症状，防止反复。

（2）以下情况可以用中医为主、西医为辅治疗　西医积极救治，病情控制，逐渐缓解，处于维持治疗阶段，寻求中医调治，促稳增效。

（3）以下情况可以用西医为主、中医为辅治疗　疾病初发，急性进展，三联征或五联征明显，脏器功能受损，病情危重，西医积极综合措施处理，尤其血浆置换救治，配合中医调治增效减毒。

6. 李达教授评述　血栓性血小板减少性紫癜属于紫癜类疾病之急危重症，发病急，进展快，易于伴发内脏出血而危及生命。对于临床表现以紫癜为主，并呈现上述特点，务必加以排查，一旦疑诊及时医院就诊，完善检查并积极治疗，查找诱因加以消除，主要采取血浆置换术救治。

相对而言，发作期以西医为主积极救治，以中医为辅辨证调治，对于减缓症状、稳定病情有一定帮助；病情逐渐稳定与缓解，中医配合继续辨治调理，疾病中后期，对于减缓症状，对于恢复体能，对于疾病反复，有助于增效减毒。临床上也有少许属于慢性一类，中医药对于防治疾病进展有益。

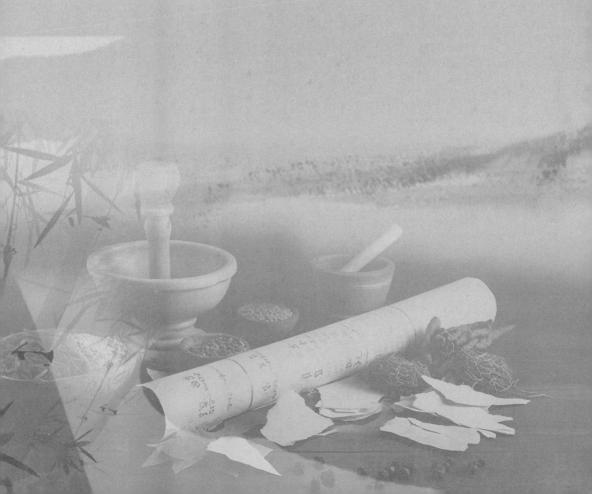

传承感悟

一、梁冰从肝论治紫癜经验

梁冰（以下简称先生），男，1939 年 12 月生于河北省唐山市滦南县，1962 年毕业于天津中医学院（现天津中医药大学）。主任中医师，全国著名中医血液病专家，第二、三批全国老中医药专家学术经验继承工作指导老师，河北省省级优秀专家，享受国务院政府特殊津贴。曾任河北省廊坊市中医医院院长，全国中医血液专病医疗中心主任，现任广东省中医院血液科主任导师。先生主持的"中药凉血解毒为主治疗急性再生障碍性贫血"荣获河北省科技进步奖二等奖，"凉血解毒并电子计算机程序治疗急性再生障碍性贫血"荣获卫生部重大科技成果奖二等奖。

先生在中医理论上的造诣极深，精通中医经典著作，临床经验丰富。先生对近代医学血液病知识自学成才，从事血液病临床、科研工作 50 余载，尤其擅长中医、中西医结合诊疗与辨治急慢性再生障碍性贫血、急慢性白血病、血小板减少性紫癜等。

1. 治疗免疫性血小板减少性紫癜的经验　先生在 20 世纪 70 年代曾遇一位女性血小板减少性紫癜患者，辨证为邪入少阳血分，以经方小柴胡汤加木贼等清肝凉血施治，服药 4 剂热退，皮肤紫癜日渐消退，10 天后复查，血小板计数显著提升至 105×10^9/L，病情获得缓解。先生以中医理论为指导，整体辨析，突破常规，从少阳肝胆郁火角度施以和解少阳加凉血药味施治，获得意想不到的效果，是对传统中医辨治方法的有益补充。

先生认为凡遇辨证系肝胆郁火，或邪入少阳血分，临证呈现口苦咽干，胸胁苦满，纳食欠佳，情志不畅，或易于急躁，舌红、苔黄、脉弦的患者，均可以小柴胡汤加减变方柴胡木贼汤（由柴胡、半夏、黄芩、木贼、马鞭草、仙鹤草、茜草、甘草等组成）施治，常可收获良效。方中柴胡为君，和解表里以治寒热往来，又能疏肝，使血能藏而不致妄行，血和则止；黄芩泄肺清肝、凉血止血，木贼有清热凉血止血之功效，共为臣药；佐使茜草、马鞭草等凉血解毒，且又活血，仙鹤草为止血和升血小板之要药，且扶正补虚。诸药合用，可清肝泄热、凉血止血，减缓出血症状，促使血小板数量上升。先生及其临床团队曾对 32 例确诊为原发性血小板减少性紫癜的患者施以柴胡木贼汤治疗，依照西医疗效标准：治愈 15 例，显效 10 例，有效 4 例，无效 3 例，总有效率为 90.6%，充分证明了柴胡木贼汤对本病的治疗效果。

我跟师传承先生经验期间（1997 ~ 2000 年），重点针对其辨治血小板减少性紫癜的经验进行梳理，归纳出"从肝论治"的学术特色，并申报立项了廊坊市科技局课题：基于少阳肝胆郁火以柴胡木贼汤为基本方的前瞻性"从肝论治"临床研究。研究结果显示，减缓出血症状、稳定并逐步提升血小板的效果肯定，该课题荣获廊坊市科技进步奖三等奖。

2014 年，"梁冰名中医专家传承工作室"成立；2017 年，"梁冰广东省中医药专家传承工作室"成立；2018 年，"梁冰全国中医药专家传承工作室"也相继成立。我作为上述工作室的负责人，携专科骨干及研究生搜集整理了先生治疗血液病的经验，其中关于紫癜的部分如下。

先生自 2001 年年初南下广东省中医院，在既往从肝胆郁火辨治的基础上，对于本病的诊治又有了新的体会与经验。先生认为紫癜病与"伏邪之毒"相关，邪伏于内，伤及脉络（尤其是肝经），逾时而发。依照卫气营血辨证体系辨析，毒邪直中营血，伤及血络，阳络伤则齿鼻衄血，阴络伤则便血、尿血，热伤脉络则迫血妄行，肌衄发斑；毒邪入里，伤及藏血之肝、统血之脾，日久及肾；或因肝失藏血，或因脾失统血，或因肝肾亏虚，阴虚火旺破血，或因脾肾不足，气虚失摄，易于导致血溢脉外而呈现各类血证，这也是本病经久不愈的原因。毒邪未清，肝脾已伤，致内在血小板不能生成，外在各类出血之证反复发作，呈现虚实夹杂的复杂证候。禀"有一分邪毒，则有一分热"，且岭南多湿热，而本病往往伤及血脉，热在血分，故治疗基本法则是清肝凉血解毒，基础方药为柴胡木贼汤加凉血解毒汤：水牛角（先煎）、牡丹皮、生地黄、卷柏、柴胡、黄芩、醋商陆、肿节风等。

先生辨治加减用药规律：早期治血，凉血止血；中期治肝，令肝生血；病久治肾，肾生精，精生血也。灵活加减如下：肝经血热之毒炽盛，加赤芍、夏枯草、青黛（冲服，不耐受者，包煎）、紫草（味道浓，不耐受者，可以选择颗粒冲服）增强清肝凉血解毒之力；儿童患者易于反复鼻衄，止血加大黄、代赭石、生山栀常获佳效；由于毒邪波及肝，肝经郁热，日久易伤及肝肾之阴，或阴虚火旺而动血，肝肾阴虚，阴血不足，血不养肝，使肝之藏血功能失司，在基础方上加阿胶（烊化）、白芍、茜草根、海螵蛸和血养肝，凉血止血；兼见脾气亏虚，失于统血，反复出血表现者，加炒白术、仙鹤草、党参以益气摄血；病久不愈，入络伤肾，精不化血，血小板久久不升，加山药、山萸肉、三七、鹿角胶（烊化）或鹿角粉（冲服）、黄精、锁阳、熟附子（先煎）等补益脾肾，益气生血、统血，且补肾生精化血，促进升板止血。

先生强调慢性迁延施治，关注是否兼夹瘀血，是否兼夹风邪，予以兼顾加味施治，有益于增效；强调止血是其要务，"留得一分血，便保得一分命"，尤其注重衷中参西而提倡中西医结合、分层辨治，急则治标用西药，缓则治本施中药。

2. 治疗过敏性紫癜的经验 先生辨析本病，强调其病机本质与"热犯血脉"相关，与肝、脾、肾之失司相关。其"热"者，常见外感之风热、内蕴之湿热、热盛之毒热，以实证为主；经久不愈、年老体弱或阴虚体质者，常因阴虚基础，更易热迫血行，血不归经，溢于脉外，导致本病。

先生临证施治，以清热凉血止血为基本治法，习用犀角地黄汤演变而来的凉血解毒汤随症加减，在辨病从"热"论治之时，分而施治、区别对待，兼夹风热外感者，加疏风清热之剂，如防风、荆芥穗、肿节风等；兼夹湿热内蕴者，加黄芩、黄连、黄柏等（泻心汤之类）；兼夹瘀热者，加赤芍、益母草、丹参、金荞麦等；兼夹郁热者，加连翘、忍冬藤、贯众等；阴虚内热者，加生石膏、知母、墨旱莲等。先生重视病程中兼夹瘀血问题，在初期即重视活血化瘀，投以牡丹皮、小蓟、紫草、三七等活血化瘀之药，以达"治风先治血，血行风自灭"之效。

先生认为小儿肌肤薄，藩篱稀疏，卫外不固，易受风邪等四时邪气侵袭，故过敏性紫癜多见于小儿；小儿脾气不足，脾胃易损，运化失职，以致湿蕴中焦，或郁而化热，或与火热之邪相聚，胶结为病。治疗儿童患者，先生多从先天禀赋不足、后天调养不当入手，先天禀赋不足者，多与肾虚相关，需加灵芝、阿胶、女贞子等补肾之品；后天调养不当者，多见脾虚，故加薏苡仁、茯苓、山药等健脾之品。

病情迁延反复者，先生常兼顾肝脾，因肝主疏泄、藏血，脾主统血。患者或因外感热毒，邪毒伤肝，或因病程长久、情志不遂，肝气不舒，致肝失疏泄，藏血失司；或郁而化火，迫血妄行；或肝郁气滞，气滞血瘀，血不归经；或肝郁脾虚，脾不统血，血溢脉外；外感、饮食不当等外因也可诱发过敏性紫癜，若患者素体脾胃不足则更加容易发病，脾虚湿热胶结而反复发作。故治疗上，先生注重调肝扶脾，柔肝和血，常用柴胡、白芍为对药，视其湿、热、瘀、虚不同，酌加茯苓、苍术、薏苡仁，黄芩、黄柏、商陆，赤芍、三七、丹参，白术、党参、黄芪等，配合仙鹤草、茜草根、小蓟、地榆等对症止血。对于病程较长而迁延反复者，疏肝健脾同时配合活血祛湿，常用小柴胡汤、归脾汤、参苓白术散、四君子汤等。

如上所述，先生根据该病特点，总结出急性、初期病性属实、属热者多，治疗以祛邪为主，病程迁延、反复发作者，病性多属虚证，治疗以补虚为主，虚实夹杂则当攻补兼施；祛邪以凉血、祛风、除湿、活血等法为主，扶正则以调肝扶脾、益气固本等治法为宜。先生主张衷中参西，急则治标联用西药，增效减毒并确保安全，缓则治本中药为主，减缓紫癜并防治反复；精准把握本病由实转虚、虚实夹杂的规律，及时调整用药方略，做到未雨绸缪，用药精当。

二、薛伯寿和法辨治学术思想

薛伯寿（以下简称薛师），国医大师，中国中医科学院广安门医院主任医师，博士研究生导师，全国老中医药专家学术经验继承工作指导老师，曾获国家级有突出贡献专家称号，享受国务院政府特殊津贴。

薛师生于 1936 年，1963 年毕业于上海中医学院（现上海中医药大学），分配到广安门医院工作，拜蒲辅周先生为师，随诊学习 13 载，继承其学术经验并深得精髓，发表学术思想之继承与发挥等论文数十篇，出版《蒲辅周学术医疗经验继承心悟》《蒲辅周医案》《蒲辅周医疗经验》等书籍。薛师治学严谨，重视传承，善于思考，勤于诊病，强调患者乃医者之师。

1. 学术思想　薛师认为疾病发生的根结在于"失和"，中医应"知不和，使其和"，治疗关键在于"和解"，且"和"是从中国文化不偏、中庸、和为贵、道法自然等观察而来的规律。疾病为阴阳的偏盛偏衰所致，调之不偏，归于中和，和法乃"和"思想在中医学的体现。薛师强调临证治法以和为则，恰如《黄帝内经》"疏其血气，令其调达，而致和平""谨察阴阳所在而调之，以平为期"之意。

薛师认为和法有广义和狭义之别。狭义的和法属于中医治法中八法之一，即和解少阳，治疗伤寒少阳证；广义而言，能够调和表里、寒热、虚实、脏腑、气血、阴阳的偏盛偏衰，使之归于平复协调的治法，均可称为和法。

在传承蒲辅周先生"和解之法，具有缓和疏解之意，使表里寒热虚实的复杂证候，脏腑阴阳气血的偏盛偏衰，归于平复""和解之法，调和之意也"经验基础上，薛师进一步丰富和发挥。他将和法作为和解少阳、扶正祛邪、协调内脏功能的一种治法，并不断从《伤寒论》中感悟和法要旨，认为张仲景创立和法的一大特点即是用药性缓和的药物，调整人体营卫气血的偏盛偏衰，控制病情而求"和"，如桂枝汤的缓汗、小承气汤的轻下谓"和"即为明证；并提出"善用和法，必善兼用他法，所谓一法之中，八法备焉"。

2. 和法辨治经验　和法对外感疾病用于和解表里，对于内伤疾病则主要用于调和肝脾、调和胆胃、调和肠胃、调和营卫等。薛师善用柴胡剂如大柴胡汤、小柴胡汤、逍遥散、四逆散、半夏泻心汤等方。薛师运用柴胡颇有心得，认为其治病有四大特点：其一，治寒热邪气，独具宣泄少阳之邪、清热退热的功效；其二，可解郁调气，疏利肝胆，通利六腑，推陈致新，调整升降出入；其三，对木郁能达之，对火郁能散之；其四，既为少阳主药，又为少阳经的引经药。故柴胡治疗疾病，既广泛适用于外感，又能治疗多种内伤杂病。柴胡剂善调气机，升清而降浊，俾气血调畅，五脏和谐。

临床中除经方记载的小柴胡汤主治功用外，薛师常将多方与小柴胡汤合用加减施治：小柴胡汤合二陈汤治感受风寒、咳喘痰多之证，亦可加干姜、细辛、五味子温化水饮；小柴胡汤合升降散治疗外感有柴胡证而兼有咽痛者；小柴胡汤合平胃散治疗凡外有表寒，内有脾湿，腹泻便溏者；小柴胡汤合左金丸治疗肝胃不和，郁而化火，嘈杂泛酸者；小柴胡汤合三仁汤治疗少阳证兼湿热郁闭三焦之发热；小柴胡汤合小陷胸汤方治疗胆胃气机不利，痰热交阻；小柴胡汤合茵陈、郁金、金钱草治疗湿热蕴结肝胆所致胆结石、胆囊炎等疾病。

小柴胡汤加当归、川芎、白芍、益母草等调治妇女经期感冒；小柴胡汤合越鞠丸疏肝和胃，解郁开结，畅行三焦，临床常治郁证、胃病；小柴胡汤加鳖甲、龟甲、牡蛎、白芍、甘草等治疗肝脾肿大，两胁痞坚，脉络瘀阻等，既理气郁、畅肝气，又行血瘀、消癥瘕，合用兼调气血，对肝脾肿大有效，治疗肝硬化具软坚之功；小柴胡汤合温胆汤既疏解气郁，又清热化痰，对表里不和，肝胆不和，胆胃湿热，痰热互结等皆可用之，临床治疗气郁痰火所致失眠、焦虑等有效。

如上所述，小柴胡汤方和解、调和并加味施治诸多病证，常获佳效。薛师以和解分消之法辨治发热病，对内、外、妇、儿疑难杂症，疗效显著，慕名求医者众，门下弟子如云，学界影响颇深。

3. 和法辨治紫癜 薛师继承发扬蒲辅周先生思想，将和法运用得淋漓尽致，施治内科杂病屡屡获效。我有幸跟从薛师学习，感悟其和法之妙，进而应用于血液病的临床，施治各类紫癜性疾病，获得较好效果。

我师承薛师思想和经验，结合唐容川《血证论》提出的和法为血证之第一良法，在运用上推崇小柴胡汤。血气不和者，小柴胡汤可以从中上疏达肝气，木气冲和条达，则血气和平，为我施用和法提供了理论基础，从而确定了柴胡类和法方药论治紫癜的思路与方法。"和"，旨在调和、疏导、和解等，若气血调和，肝气调达，则枢机通利，阴平阳密而疾病乃愈。故运用和法，重在调肝，以求利一通百之效。临证我以和解疏肝、清肝、柔肝、益肝等法施治，以期解郁活血、凉血止血、补脾摄血、滋补精血，使气机畅达，气血平和，血归于脉，从而血藏于肝，血证乃愈。

法随证立，方从法出。我以和解经典方小柴胡汤为基础化裁，在既往经验基础上结合薛师和法经验，自拟怡血紫癜饮：柴胡、黄芩疏肝清热，半夏调和肝胃（脾），黄芪健脾益气，赤芍、商陆清肝凉血，白芍柔肝调血，甘草调和诸药。全方共奏和解疏肝、清肝凉血、健脾益气等功效，临床应用确有较好效果。

从肝论治紫癜是我在传统中医运用和缓疏解大法的基础上，近年新提出的思路，尤其对于慢性难治性患者，显示出良好势头，有待深入进行临床与实验研究，从而进一步提高临床疗效。

三、郭子光从肝脾论治经验

郭子光（以下简称郭师），男，1932年出生于重庆市荣昌县（现荣昌区）郭氏中医世家，1956年考入成都中医学院（现成都中医药大学），毕业后留校，从事教学、科研、临床工作。四川省政府首批学术技术带头人，中华中医药学会终身理事，曾获中华中医药学会终身成就奖，全国老中医药专家学术经验继承工作指导老师，享受国务院政府特殊津贴，2009年被评为首届"国医大师"。

郭师在近60载的临证实践过程中，立足经典，博采历代医家之长，灵活运用并不断发挥，形成了独特的临证风格。其中医学术造诣深厚，临床经验丰富，辨证精，立法奇，用药简，疗效著。唐容川《血证论》留给后世诸多经验，郭师受其影响，感悟并形成从肝脾论治的经验，见解独到。郭师通过临床观察并结合唐容川对出血性疾病的认识，认为出血性紫癜之慢性者属于虚证，主要是肝气虚损，疏泄不及，故血小板减少；加之脾失统血之能，以致血不循经，溢于脉外，瘀滞成斑，或鼻衄、齿衄，或月经过多等；而出血必血瘀，因此本病的基本病机是肝脾虚损，瘀血阻滞。如果肝脾虚损未纠正，病情反复，缠绵不愈，有的可出现阴损及阳，病久及肾，形成肾阳虚、肾精亏损的病变。辨治过程中还要分清病位是在肝脾，还是在肾精，治疗方能更有针对性。

1. 肝脾虚损 根据郭师的经验，对于慢性特发性血小板减少性紫癜，只要有血小板减少，伴有紫癜或出血倾向，即可认定为肝脾虚损，瘀血阻滞。严重的可表现出脾胃运化失常和肝血不足的症状，如饮食不佳、消化不良、面色暗、唇甲淡白等，轻中症患者可能并无这些表现，部分患者甚至只有实验室检查的异常。治疗上当补肝益脾，化瘀生新。郭氏自拟升板方：黄芪、红参片、炒白术、生地黄、丹参、山药、大枣、龙眼肉、枸杞、仙鹤草、鸡血藤、墨旱莲、阿胶等，若现脘腹胀满者，可加入砂仁、炒稻芽等。

2. 肝脾虚损，兼营血伏热 患者血小板减少，在服药期间，血小板本已逐渐上升，若突然出现急剧下降，或伴有紫癜，或出现微热、手足心热、心烦、苔黄等症状，或由急性转为慢性，血分余热未尽时，处方用犀角地黄汤（犀角以水牛角代）、黄连阿胶汤、泻心汤加减：水牛角、牡丹皮、生地黄、黄连、阿胶、墨旱莲、女贞子、枸杞、龙眼肉、鸡血藤、三七粉、党参、红参片、黄精、山药、大枣、生甘草，若患者便秘，可加用大黄。

3. 肾虚精亏，精不化血 肝脾虚损，久治不愈，或合并其他疾病，导致肾精不足，化血功能减退，血小板生成减少。这类患者常表现为畏寒神怯，四肢不温，厚衣重裘，面白唇淡，腰膝酸软，性事冷淡，或血压偏低，舌淡，脉细弱。用右归丸加减方治疗：熟地黄、山药、山萸肉、枸杞、巴戟天、淫羊藿、补骨脂、菟丝子、龙眼肉、阿胶、鸡血藤、大枣、仙鹤草。

4. 从肝脾论治慢性血小板减少性紫癜基本方 制首乌、枸杞、生地黄、阿胶、女贞子、黄芪、党参、白术、大枣等，水煎服，日 1 剂。血小板不足 $20 \times 10^9/L$，或伴出血症状，加三七、仙鹤草、藕节、丹参；皮肤紫癜，鼻子、牙龈出血等，加白茅根、藕节、仙鹤草；月经过多者加墨旱莲、白茅根、小蓟；心悸气短，或兼白细胞减少者加麦冬、五味子、黄精、补骨脂；食欲不振，大便溏薄者加山药、谷芽、砂仁；胃脘痞满者加葱白、枳壳、厚朴；手足心热者加牡丹皮、麦冬、山萸肉等。

5. 从肝脾论治取效的分析 肝主藏血，即调节周身血液质量之用，多余者藏之，不足者补之。血小板减少是血液质量亏损，实为肝不藏血，不能调节之故；脾主统血，是指脾气有约束血液循常道运行之功，如脾气亏损，则血不循经而外溢，故出现紫癜、出血等症状。本病的紫癜、出血倾向就是肝脾虚损之明证，不必拘泥于有无其他肝血不足症状；从肝脾论治，不但提升血小板，还升高白细胞。紫癜多、瘀阻重、出血明显者，加入既能止血又能活血化瘀的药物，如三七、藕节、仙鹤草、丹参等非常必要，上述药物有祛瘀生新之功而无止血留瘀之弊。

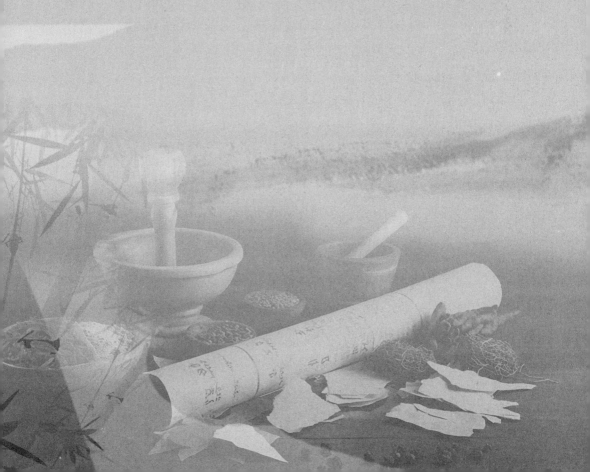

特色治法

　　紫癜类病证归属于中医学"血证"范畴，乃内因、外因夹杂而致五脏失调，气血不和，血不归经，溢于脉外，泛于肌肤，遂成紫癜。清除病因，调和五脏，血之生成与循行趋于常态，则气血调和，血归于经，紫癜消矣。

一、五脏与血的生成和循行

　　紫癜乃血溢脉外，泛于肌肤所致，不论病因，还是病机，都与血密切相关，在此从中医学角度梳理血之生成、统摄、循行的基本特点与规律，以便更好地解读我们中医药辨治紫癜的经验。

　　中医学认为，血归属气、血、津液范畴，其性属阴，是在心气推动下循行于脉道中的红色液体，由营气和津液组成，有濡养和滋润作用，内注于五脏六腑，外滋于四肢百骸，是维持人体生命活动最为基本之物质，血之盈亏与生命健康密切相关。恰如明代医家张景岳《景岳全书》曰："故凡为七窍之灵，为四肢之用，为筋骨之和柔，为肌肉之丰盛，以至滋脏腑，安神魂，润颜色，充营卫，津液得以通行，二阴得以调畅，凡形质之所在，无非血之用也。"

　　精乃生命之本原物质，血从根本上来说乃由精所化生，作为人体精微物质之一，其生成、循行、濡养功能之发挥与五脏密切相关，其布洒而濡养五脏，亦源于五脏而生。《景岳全书》对血与五脏间的关系描述曰："血者，水谷之精也，源源而来，而实生化于脾，总统于心，藏受于肝，宣布于肺，施泄于肾，而灌溉一身。"由此看出，心、肝、脾、肺、肾皆参与了血的生成和运行，对血液化生有着至关重要的作用。五脏生理相关，脾乃后天之本，气血生化之源，肾乃先天之本，主骨，生髓，藏精，心主血脉，循行始于此，肺主气，朝百脉，辅佐心行气血，肝生疏泄而藏血，五脏协同，源源不断滋生新血，在气的鼓动下调控着血在脉道运行，循环往复，周而复始，维护生命健康。

总而言之，血之生成，主要关乎先后天之本肾与脾，血之循行，有赖心与肺之气推动，而肝与脾协同维护血之常态循行，肝肾同源，脾肾先后天密切关联。因此，血之生成与循行紊乱，遂致紫癜之发生，此与肝、脾最为相关，因肝、脾既参与血之生成，更关乎血之循行。肝脾调和，血之统摄、储藏正常，则血循常道，周而复始，无外溢之忧。

二、紫癜与肝、脾最为相关

从血证范畴之紫癜角度而言，肝、脾与维护血常态循行最为相关，即肝藏血，脾统血，则血归于经，循其常道而不溢于脉外，出血病证无从发生，则何来紫癜之证。因此，调和肝脾，方得血和。

唐容川《血证论》云："肝主藏血，是为血海。血海不扰，则周身之血，无不随之而安。""肝藏血，即一切血证，总不外理肝也。""肝主藏血焉。至其所以能藏之故，则以肝属木，木气冲和条达，不致郁遏，则血脉得畅。""脾统血，血之运行上下，全赖乎脾。脾阳虚则不能统血，脾阴虚又不能滋生血脉。""血气不和者，小柴胡汤可以从中上疏达肝气，木气冲和条达，则血气和平。"这些关于血证发生之论述，强调肝、脾最为相关，并提出小柴胡汤调和施治。赵献可《医贯》也提出"凡郁皆肝病也，木中有火，郁甚则火不得舒，血不得藏而妄行"等论述，强调肝疏泄调达，便无郁火，血安藏也。

肝者，主疏泄，乃藏血之脏，或内伤、外感之因，伤肝而失藏血，遂血不循经；脾者，主运化，乃统血之脏，或劳倦、饮食之因，伤脾而失统血，则血溢脉外，遂致出血性紫癜类病证。肝脾调和，则血行调达，无罹患血证之虑。且肝、脾相互影响，"见肝之病，知肝传脾""肝木乘脾土""脾虚肝侮"等皆达此意。因此，肝脾调和，则血藏之于肝，统之于脾，气血调达，血循脉中，何以发生溢于脉外之紫癜？

三、从肝脾论治紫癜之基本治法

中医血液专科临床之紫癜类病证中，常见且最具代表性的是免疫性血小板减少性紫癜（既往也称为原发性/特发性血小板减少性紫癜，现代西医更名为原发免疫性血小板减少症，简称 ITP）。

该紫癜病属于临床常见出血性疾病之一，易于反复，除了常见皮肤紫癜和（或）血点、紫斑等干性出血外，血小板明显减少易于诱发湿性出血，尤其是消化系统、泌尿系统、神经系统、生殖系统等内脏出血，甚至危及生命。

西医常用糖皮质激素、各类免疫抑制剂、切除脾脏、大剂量丙种球蛋白，以及近年新研制的血小板生成素受体激动剂（TPO-RA）、免疫靶向药物等治疗，少数难治性患者采取联合化疗与造血干细胞移植手段治疗。然而，临床常因激素抵抗或者依赖，免疫抑制剂失效或不耐受，丙种球蛋白效果短暂，受体激动剂需要长期应用且费用昂贵等原因，带来治疗上的困惑与困难，临床上越来越多的患者寻求中医辨治。

传统中医辨治血证、紫癜，确有临床疗效，最具代表性的就是清代唐容川所著《血证论》，系统讲述各类血证的理法方药，提出："至于和法，则为血证之第一良法。表则和其肺气，里者和其肝气，而尤照顾脾肾之气。或补阴以和阳，或损阳以和阴，或逐瘀以和血，或泻水以和气，或补泻兼施，或寒热互用，许多妙义，未能尽举。"并推出小柴胡汤为基本代表方药，对于后世治疗出血性疾病，包括紫癜类病证意义深远。

中医血液界常规辨治紫癜，或以辨证为基础而从血热（或火）、阴虚、脾虚等基本证型施治，或经验性辨病而从肝、从脾、从血瘀、从热毒、从风邪等角度论治，或以汤药为主加减施治，或以中成药为主治疗，或中西医结合治疗，等等。然而，紫癜病情多端，易于反复，且常迁延而难治，常伴疲乏、抑郁等，影响生活、生存质量，令医生困惑与无奈。

我和我的团队在广东省中医院血液专科发展过程中，担负着特色专科之"紫癜亚专科"建设，确定以此为门诊中医主攻病种，20 余年间，在传承名医梁冰经验基础上，感悟国医大师薛伯寿和法经验，并博采国医大师郭子光从肝脾论治经验，潜心探索，反复实践，总结经验，创新性形成了"调肝扶脾和血"特色治法，并获得临床肯定疗效。

临床观察，本病患者群体或反复发作，或激素依赖，以及对血小板显著降低而易致危险之担忧，疾病迁延、久治不愈等状况，患者常呈肝郁状态，我对此提出"久病必有郁"的观点，此类紫癜临床所见，以女性患者居多，而女性患者又多情志病变，更加凸显肝在病机中的重要性；血小板数量减少属于虚劳之血虚，临床常表现为倦怠乏力，辨析为脾虚之象。肝脾不和构成本病的基本病机，由此奠定了调和肝脾的辨病治法。

首先，调肝扶脾之和法重在调肝，以求利一通百之效。调肝之法涵盖疏肝、养肝、滋肝、柔肝、凉肝、清肝等，促使肝之疏泄、藏血如常。扶脾为辅，涵盖健脾益气、醒脾升清等，维持脾之生血、统血如常。肝脾调和，则血行常道，而无出血性紫癜之虑。

其次，肝脾调和，有益助肾。肝肾、精血同源，脾乃后天之本，肾乃先天之本，肝、脾与肾密切相关，调肝扶脾促进血和。一则调肝，兼顾益肾，肝肾同源，精血共生，调肝益肾，精血滋生，源源不断；二则扶脾，兼顾益肾，脾肾先后天之本相关，健脾补肾，化气益髓，相得益彰。

故此，调肝扶脾治法，既防治出血性紫癜，又促进血小板数量提升，兼顾血小板减少之虚劳血虚。

四、基本经验方药

我在传承、感悟、博采名医经验基础上，基于前述中医医理，经过不断探索，反复实践，积累经验，形成以小柴胡汤、桂枝汤、玉屏风散、二至丸等汤方为主加味的调肝扶脾和血经验方之怡癜饮。

其一，小柴胡汤，为《伤寒论》经方之和解最具代表性方剂，由柴胡、黄芩、人参、半夏、炙甘草、生姜、大枣等组成。《血证论》指出："至于和法，则为血证之第一良法。""血气不和者，小柴胡汤可以从中上疏达肝气，木气冲和条达，则血气和平。"

其二，桂枝汤，为《伤寒论》经方之解表方剂，由桂枝、芍药、生姜、大枣、甘草等组成，具辛温解表、解肌发表、调和营卫的功效。本方虽五味药，但配伍严谨，散中有补，助长健脾益气、固护卫外之力。调和营卫为对人体阴阳之和法，调和卫表之阳气以固摄血脉之阴血。

其三，玉屏风散，出自《世医得效方》，乃补益之剂，具益气固表止汗之效，由黄芪、白术、防风组成。现代研究表明，玉屏风散具有调节人体免疫力的功效，有中成药中的"丙种球蛋白"美称，现代临床在内、外、妇、儿等疾病中得到广泛应用。

其四，二至丸方，出自《医便》，具补养肝肾之效，由女贞子、墨旱莲组成，古代煎熬成丸，便于长期服用。方中女贞子甘苦而凉，滋补肝肾之阴，墨旱莲甘酸而寒，补肝肾而兼凉血止血。二药平和，补养肝肾而不滋腻，共奏平补肝肾、凉血止血之功。

调肝扶脾和血经验方之怡癥饮基本组成：柴胡、黄芩、白芍、桂枝、黄芪、白术、肿节风、人参、女贞子、墨旱莲、仙鹤草、生地黄、茯神、灵芝、石菖蒲、甘草、生姜、大枣等。

取小柴胡汤的君臣柴胡、黄芩药对，以疏肝清肝；桂枝汤的君臣桂枝、白芍药对，以暖肝柔肝；玉屏风散的黄芪、白术、防风（临证常用肿节风，除祛风外，更具清肝凉血之效），以健脾清肝凉血；人参乃小柴胡汤之主药，补气健脾以益肝（临证时辨证应用不同参类药味，常用党参、西洋参或太子参等代替），扶正补虚，减缓疲劳，恢复体能；以女贞子、墨旱莲助力养肝增效，又黄芪与女贞子相伍，扶正补虚，调节免疫，兼益肾凉血；甘草调和表里、上下、内外等，且炙甘草与生甘草区别应用；姜枣之类基础药味，考虑其为药食同源，依照患者情况而建议自行加入适量，有益调和胃肠等。

在此基础上，经验性加仙鹤草，一则归肝之经，益肝之藏血止血，二则补虚，助脾之化生气血；加生地黄，归肝、肾之经，滋补肝肾，凉血止血；常加茯神，健脾养心，宁心安神；

茯神伍灵芝之菌类药扶助正气，调节免疫。上述基本药味组方，共奏调肝扶脾、和血消癥之功效。

五、病证结合，随症加减

我和我的团队在临床上以调肝扶脾法辨病施治ITP，调肝为主，扶脾为辅，促进藏血、统血，收获和血之效，结合传统紫癜之血热、阴虚、气虚证型而辨证施治，病证结合，并依照患者伴随症状而加减，形成"先辨病、后辨证、再随症"加减之特色治法。

首先，基于肝脾失和的基本病机，辨病施以调肝扶脾基本治法，再行辨证施治。不同患者病因不一，或体质差异，随着病机演变，衍生出肝郁化火，迫血妄行而呈血热证型；或肝肾亏虚，肝失疏泄，郁火伤阴，滋生内热而呈阴虚证型；或肝木乘脾土，肝郁脾虚，失于统摄而呈气虚证型等。血热证型者，紫癜易见，或见血点、紫斑，兼见衄血，疾病初期急性发作或重型患者多见，伴有急躁易怒、血色鲜红、尿赤便干等；阴虚证型者，紫癜散发，兼夹血点，或夜寐齿鼻衄血，伴随五心烦热、手足心热、头晕腰酸等；气虚证型者，迁延慢性居多，间或紫癜，兼见衄血，甚至尿血、便血等，伴随面色少华、倦怠乏力、纳差痞满等。

对于血热妄行、阴虚内热、脾气亏虚等证型辨析施治，血热者施以犀角地黄汤加味（水牛角、生地黄、赤芍、牡丹皮、地锦草、地榆等）治疗，气虚者施以归脾汤加味（黄芪、人参、白术、茯神、当归等）治疗，阴虚者施以知柏地黄汤加味（知母、黄柏、生地黄、女贞子、墨旱莲等）治疗。

其次，不同患者，兼夹邪气各异，邪气程度各异，或肝郁气滞，气滞血瘀而兼夹瘀血内阻，习用三七、赤芍、牡丹皮等活血化瘀；或脾虚生湿，或外湿困脾而兼夹湿邪内蕴，加大健脾益气力度，重用黄芪、人参，辅以石菖蒲、栀子、白术等。

再次，因患者个体差异，呈现不同证候，需随症加减，分类加减施治如下。

一类属于非血证类症状者，如倦怠乏力明显者，重用或加黄芪、参类、红景天、仙鹤草（又名脱力草）等健脾益气、扶正补虚；失眠不寐者，习用天麻、茯神、灵芝等镇静安神；纳差痞满者，习用石菖蒲、砂仁、木香等开胃醒脾；大便干结者，习用柴胡、白芍、枳壳、厚朴、大黄等行气通便；头晕者，习用天麻、葛根、牛膝等疏风降逆；腰酸者，习用骨碎补、牛膝、黄精、三七等益肾强脊；大便稀烂者，习用麸炒白术、葛根、补骨脂、山萸肉等补脾肾助收涩；易于出汗者，习用桂枝汤联合玉屏风散，应用白芍易炒白芍、防风易肿节风、黄芪易炙黄芪等更佳；夜寐盗汗者，习用知母、黄柏、山萸肉、麦冬、五味子等滋阴清热敛汗。

二类属于血证类症状者，上部齿鼻衄血者，常伍玉女煎（生地黄、麦冬、牡丹皮、牛膝、知母等），奏引血下行、凉血止血之效；痔疮便血者，习用地榆、生地黄、槐花等凉血润肠止血；尿血或隐血阳性者，加小蓟、地锦草、车前草等清心泄肠止血；月经淋漓者，加益母草、墨旱莲、马鞭草等调冲任止经血；血小板减少性消化道出血者，辅以四味止血糊（白及、大黄、蒲黄、田七等份研粉，以黑芝麻糊调制服用），在不需严格禁食的状态下，缓解禁食所致饥饿不适感，以奏较快止血之效。

临证加减之时习用对药，既减症增效，又药味简约。

例如调肝扶脾基本方中柴胡、白芍药对，二者一散一收，刚柔并济，疏肝柔肝，以助扶脾，从而达到调和肝脾之效，常用量：柴胡 6～9g，白芍 9～15g。

紫癜病证之肝脾失调，一则肝郁化火，伤及气阴，二则脾虚生湿，阻遏中焦，易于滋生内热，习用太子参、蒲公英药对，健脾益气，兼顾养阴，并清内热，健脾清胃，调畅中焦气机，常用量：太子参 15～24g，蒲公英 9～12g。

岭南湿热之地，易耗气伤津，脾喜燥恶湿，湿邪困脾，脾虚生痰，临证上因地制宜，重视健脾化湿，对于紫癜类病证常呈肝郁脾虚，湿瘀内蕴，加以开窍化湿，有益防治紫癜，习用石菖蒲、升麻之药对，醒脾开窍，化湿和胃，兼升清气，使脾胃气机条畅，提升脾气而水谷精微得以上归于肺，肺朝百脉，入心灌肝，施泄于肾，化精生髓，常用量：石菖蒲 9～12g，升麻 9～15g。

六、中西医结合，增效减毒

免疫性血小板减少性紫癜在我临床门诊中最为常见。以此为例，我将诠释中西医结合如何增效减毒。此类紫癜，一线的糖皮质激素与二线的血小板受体激动剂是主要的治疗药物。虽然这些药物在大多数情况下可以提升血小板数量，但是在减少或撤销药物后，病情容易反复，呈现出依赖态势，且远期不良反应会显著影响患者的生活质量。为此，不少患者寻求中医的帮助，以期获得增效减毒的效果，并促进西药的减少或撤销。根据我的经验，中医方药主要以调肝扶脾为主，这样既可以促进症状的消减，也有助于克服药物依赖，实现西药的逐渐减撤。再者，此类紫癜的某些亚型容易发生药物难治状况，此时介入中药调治，可以获得增效减毒的效果，减轻症状并促进病情的稳定。

接下来，我将从以下几个常见方面阐述衷中参西、增效减毒的理念。

1. 激素依赖　糖皮质激素作为 ITP 临床一线治疗药物，尽管短程大剂量激素疗法逐渐成为主流，但常规激素治疗依然为基本疗法，尤其对于慢性成人患者而言，由于医生或患者等原因而常常呈现激素依赖状态，寻求中医辨治。

本病激素依赖问题已经引起国内外专家的重视，由来自意大利、美国、法国、英国等国家 20 位专家组成的"ITP 国际工作组"于 2007 年 10 月在意大利的维琴察明确提出了"糖皮质激素依赖"的概念：患者需要继续或反复给予糖皮质激素治疗至少 2 个月，以维持血小板计数在 30×10^9/L 以上和（或）避免出血。

中医医院血液专科门诊所见 ITP 患者，激素依赖前来就诊求治不在少数，此类患者，部分并非真正意义上的依赖，而是由于医患一方或双方追求血小板计数的正常而不敢或不愿减撤，或过度担忧复发，从而长期服用激素而呈依赖态势。如今，人们越来越关注生活质量，患者迫切希望早日减撤激素而求治于中医帮扶。克服激素依赖，旨在减少不良反应而提升患者生活质量，尤其对于慢性迁延者而言，尤其重要。

我和我的团队持续关注并反复探讨，糖皮质激素作为西医治疗本病的一线首选药物，尽管疗效比较肯定，然而易于产生抵抗与依赖，尤其后者，患者长期依赖激素，诸多不良反应逐渐显现，在日益重视生活质量的年代应当引起足够的关注。

中医药介入辨治以消减激素不良反应由来已久，且临床已

特色治法

有确切疗效基础。激素运用早期，机体呈现中医阴虚证候，症见面色潮红、睡眠欠佳、五心烦热等，维持治疗后逐渐由阴虚转为阳虚表现，症见面部浮肿、下肢水肿、面色少华、易于倦怠等，传统中医介入的方法多为补肾治疗：滋阴补肾、温阳益肾等，有一定缓解激素不良反应的效果。研究显示，上述方药有拮抗外源性激素对垂体－肾上腺皮质系统的反馈抑制作用，使皮质萎缩程度减轻，防止激素所致下丘脑－垂体－肾上腺皮质轴功能紊乱，使其动态平衡，从而增强细胞免疫，提高机体免疫力。然而，对于激素依赖患者的治疗，我体会单纯补肾治疗，尽管消减不良反应有效，但是对于减撤激素并稳定与提升血小板效果有限，需要探索新的治法以提高疗效。

通过临床观察发现，激素依赖的患者多数并未呈现阴虚或阳虚征象，此类患者病程较长，女性居多，激素依赖，呈现情志抑郁，易于急躁。此类患者符合我久病必有郁的临床观点，同期临床常常呈现脾虚湿蕴之倦怠乏力、面色少华、下肢浮肿等证候，舌淡暗或暗红，苔微黄腻，脉弦细略滑。我认为此系肝郁脾虚之肝脾不和证型，兼夹湿蕴和（或）血瘀，或兼阴虚内热，或兼脾肾阳虚等，临证予以从肝脾调治，施以调肝扶脾方药，随症加减，有助于稳定病情，缓解出血症状，逐渐提升血小板数量而获减撤激素之效。

从肝立论辨治激素依赖，实际从 20 世纪 90 年代，就有学者提出神经－内分泌－免疫网络与中医肝相关。我从调肝为主，辅以扶脾之法辨治，以小柴胡类方剂变方为主临床施治，获得克服激素依赖之效果，此类方药具有类固醇样作用，在与激素合用的过程中，不仅减少激素的不良反应，且有助于减撤激素剂量而获克服激素依赖之效。

对于激素依赖 ITP 患者，西医主要是替代应用二线药物，如血小板生成素受体激动剂与利妥昔单抗之类，或实施切脾治疗等，由于新药费用昂贵，或担心其不良反应，而脾切除不易被国人接受等因素的影响，难以使治疗手段普遍应用。

针对激素依赖问题，患者对中医药介入治疗的需求越来越大。虽然激素依赖性 ITP 是近年新提出的概念，然而中医学在 20 世纪 80 年代末就已开始关注，但文献报道甚少，治疗多以滋阴清热为主，由于文献主要为病例报道，评价标准不明确，观察指标各异，难以说明问题。

基于调肝扶脾辨治此类患者临床之有效，结合西医学神经 – 内分泌 – 免疫网络与肝之相关性基础，我致力于此类患者的中医、中医为主中西医结合辨治，探讨调和肝脾之加减柴胡类方药在激素治疗过程中的增效、减毒效应；体会调肝扶脾方药中，倾向于重在调肝，常施以疏肝之柴胡、清肝之黄芩、柔肝之白芍、滋肝之生地黄、凉肝之牡丹皮等，使肝气得舒、肝热得清、肝体得柔、肝阴得滋，以利肝之藏血而获效。从中药药理角度分析，甘草类中药具有良好的糖皮质激素效应，临床常常加入甘草，剂量常用至 20 ～ 30g。

临床证明"怡癜饮"（柴胡、黄芩、半夏、黄芪、白芍、甘草等）和解疏肝、清肝凉血、健脾益气等功效可稳定提高血小板计数，减轻患者出血等症状，改善患者生活质量，同时对临床中产生激素依赖及明显不良反应的患者有确切疗效。

综上所述，中医药介入激素依赖性研究尚处于初步阶段，缺乏系统理论支撑，对激素依赖性 ITP 进行大规模中医证型分析、疗效观察等临床研究是很有必要的，可为日后规范中医药介入治疗激素依赖性 ITP 及探讨其作用机制起到铺垫作用。

特色治法

为此，我和我的团队申请立项并承担了广东省科技厅课题：调肝扶脾方克服激素依赖性原发免疫性血小板减少症临床研究。

我们观察了调肝扶脾方——怡癜饮在治疗 30 例激素依赖性原发免疫性血小板减少症患者中的应用效果，并对其临床疗效及可能的作用机制进行了探讨。

具体方法：60 例激素依赖性 ITP 患者随机分为治疗组和对照组各 30 例，另设 10 例健康志愿者为健康组。两组在维持原激素剂量治疗基础上，治疗组予以怡癜饮口服治疗，每日 1 剂，对照组予以常规免疫抑制剂治疗，治疗期间两组患者开始减撤激素。两组治疗 3 个月时无效者退出研究，有效者继续治疗至 6 个月。比较两组患者治疗前后激素用量及减撤率、外周血淋巴细胞糖皮质激素受体（GR）阳性率（包括 GRα 和 GRβ 两种亚型），并判定临床疗效。结果两组治疗后 3.6 个月临床疗效比较，治疗组均优于对照组（$P<0.05$）。治疗组激素减撤成功率为 76.67%，对照组为 26.67%，治疗组明显高于对照组（$P<0.05$）。治疗组治疗后 3.6 个月与本组治疗前比较激素用量明显降低（$P<0.05$）。治疗前两组患者外周血淋巴细胞 GRα 较健康组下降，GRβ 明显上升（$P<0.05$）。治疗后 3 个月两组患者 GRα 表达均较本组治疗前有所上升（$P<0.05$），且治疗组高于对照组（$P<0.05$）。

结论：怡癜饮能降低激素依赖性 ITP 患者激素用量，促进激素的成功减撤，其机制可能与升高外周血淋巴细胞 GRα 表达有关。

本研究表明，怡癜饮能帮助激素依赖性 ITP 患者顺利减撤激素，稳定疗效，优于西医常规免疫抑制剂的效果。考虑中医院患者对中药治疗的实际需求，对照组给予1/10剂量怡癜饮作为安慰剂，便于临床研究实施。患者GR的变化影响治疗反应，GR有两种亚型，即GRα和GRβ，其中GRα与激素结合后形成复合体，进入细胞核，与特异性DNA位点结合，继之启动基因转录；而GRβ可能是一种潜在的内源性糖皮质激素效应的拮抗因子。

本研究表明，激素依赖患者外周血淋巴细胞GRα表达减弱，而GRβ表达增强，这可能是激素依赖的原因之一。两组患者治疗3个月后GRα表达有所回升，并且治疗组的变化较对照组明显，推测怡癜饮通过上调激素依赖性ITP患者外周血淋巴细胞GRα表达，从而提高了淋巴细胞对激素的敏感性，使机体得以脱离外源性激素，这可能是怡癜饮治疗激素依赖性ITP疗效优于西医常规免疫抑制剂的可能作用机理。

2. 血小板生成素受体激动剂　近年来，西医学研发出血小板生成素受体激动剂一类药物，主要刺激骨髓巨核细胞成熟分化血小板，提升计数水平，现为二线首选治疗药物，常用有艾曲泊帕、海曲泊帕、阿伐曲泊帕等，临床提升血小板效果肯定，但需长期服药治疗，相当患者依赖而寻求中医辨治。

临床新的问题，促进思考探索。尽管本病现称"原发免疫性血小板减少症"，然而既往病名"免疫性血小板减少性紫癜"符合中医范畴解读辨析，本病常以出血性紫癜为主要表现，传统中医辨治多参照"血证"辨治，但大部分患者，或血小板减少不严重，或长期慢性减少而机体代偿并逐渐适应，或儿童及年轻患者血管、凝血功能尚好等原因，临床出血症状并不明显，反而以倦怠、乏力等表现影响其生活质量为主诉求治，西医学文献显示，开始逐渐重视除了出血之外的乏力症状。

解析该病之"血小板减少"与"出血性紫癜"而分别归属"虚劳"之"血虚"与"血证"之"紫癜"范畴，分层辨析如下。

一则紫癜辨析：肝、脾与血的运行密切相关。肝气舒畅条达，脾气旺盛，则血藏于肝，统于脾，血行调和，循于血脉，则无外溢之变。劳倦、饮食，或外感、药毒，或情志、久病等，伤及肝、损及脾。肝郁化火、热迫血行，或肝肾亏虚、阴虚火旺，或肝郁气滞、气滞血瘀，或脾气亏虚、失于统摄等，致肝脾失调，失于藏血与统血。血失安和，溢于脉外，则发生出血性紫癜病证。

二则虚劳辨析：肝、脾与血的生成相关，即"肝主藏血""脾乃气血生化之源"。肝脾调和，气血化生，精血滋生，源源不绝，则无虚劳血虚之虑。肝肾亏虚，精血不足，肝郁血瘀，新血不生，或脾气不足，气虚血少等，出现慢性难治性状态，进一步导致血小板减少性虚劳血虚之证。

久病及肾，久病多瘀，因"肝肾同源""精血同源""脾肾为先后天之本"，肝脾不调亦可影响肾气充盈；离经之血则为瘀，肝脾失调亦可影响气机运行，气滞血瘀，瘀毒积聚则新血不生，从而导致难治性状态。

慢性难治患者，采用二线药物血小板受体激动剂，诸如艾曲泊帕之类治疗，部分患者效果欠佳，或呈依赖状态，寻求介入中药辨治调理。根据上述医理阐述，我认为其治法在调肝扶脾基础上，兼顾益肾，促进和血。此阶段标志进入调肝扶脾和血阶段。

调肝扶脾和血：调肝扶脾和血法以调肝为主，涵盖疏肝、柔肝、清肝、养肝等，扶脾为辅健脾益气，兼顾肾，通过益肾有助调肝；补肾健脾，气血化生充盈，血行脉道如常，获得和血之效，则无血虚与血溢之虑。调肝以藏血，使血和而不溢于脉外；调肝也滋补了肝肾以生血，促进血小板滋生。扶脾以统血，血归于经而和血，健脾而益气生血，同时先后天相关，益肾之精血，精血同源共生血。

基本调肝扶脾方药加味益肾施治，常用药味如下：北柴胡、黄芩、白芍、黄芪、白术、肿节风、牡丹皮、仙鹤草等，加滋阴益肾之女贞子、墨旱莲、黄精、山萸肉等，温肾济阳之补骨脂、淫羊藿、巴戟天、菟丝子等，在调肝扶脾消减紫癜，防治出血基础上，益肾助力肝肾精血滋生与脾肾阳气升提，诸药共奏藏血、统血、生血之效。

调肝扶脾和血辨治 ITP 类紫癜，可促进血和，一是血归经而不外溢，减缓出血紫癜，二是养肝血健脾气而促进生血；复发难治患者久病及肾，久病必有瘀。我在调肝扶脾基础上，辅以益肾化瘀，促进增效减毒之止血、生血（升板），此与艾曲泊帕之类刺激骨髓巨核细胞生长血小板有异曲同工之妙。其一，肝肾同源，脾肾先后天相关，补肾可促进肝脾生血；且肾主骨生髓，髓能生血，益肾能助髓生血，生血有源，气血充则和。其二，祛瘀生新，此慢性疾病难治缠绵，常常夹瘀或夹湿，蕴久成毒，辅以活血化瘀，可祛除瘀毒，使血活则和。

3. 疑难亚型紫癜辨治 临床上，针对一些疑难亚型，当治疗效果欠佳时，我从脏腑辨证的角度出发，在调肝扶脾的基础上，结合各疑难亚型的具体特点，予以病证结合加减辨治，积累了一些经验。

（1）切脾后难治性类型（与药物性难治类型不同） 原发性 ITP 内科保守治疗 6 个月及以上无效者，可以采取切脾治疗，尽管微创手术广泛应用，仍然使部分患者不易接受，即便切脾治疗，也有三分之一及以上患者无效或复发，成为严格意义上的难治性ITP亚型。此类患者尽管不得已再次应用糖皮质激素和（或）联合免疫抑制剂等治疗，常呈无效态势，且明显影响生活质量；应用进展疗法，诸如利妥昔单抗与促血小板生成素（TPO）及TPO受体激动剂艾曲泊帕之类，或效果不尽如人意，或费用昂贵等，使得患者陷入困惑与纠结，从而常常寻求中医调治。经过临床观察，此类患者倦怠乏力、动辄汗出等症状明显，且无脾状态易于感染，血小板反复显著降低而极易出血。我的经验：以调肝扶脾作为基本治法，加大健脾益气药力，重用黄芪（30g以上），联合参类，如党参、人参、红参之类，兼以白术、防风固护卫外，白芍、桂枝调和营卫，并重用仙鹤草（45～100g），除有收敛止血功效外，秉承国医大师朱良春经验，该药具有良好扶正补虚之功效。

（2）抗核抗体阳性类型　ITP分为原发与继发。所谓原发者，不表达特异性自身免疫性疾病相关抗体。而继发者，常表达具有确诊意义的自身免疫性疾病相关抗体，如系统性红斑狼疮，常表达一系列自身抗体，如抗核抗体（ANA）、抗DNA抗体等阳性，干燥综合征常表达SSA、SSB抗体等阳性，同时伴随临床典型症状与体征和（或）结缔组织损害征象，符合确诊标准。临床上部分血小板减少性紫癜患者仅表达ANA阳性，缺乏其他特异性抗体及临床特点，依照标准属于免疫性血小板减少性紫癜而已。依照临证体会，结合相关文献，此类患者对于一线激素治疗不敏感，即便大剂量应用，效果也不好。临证施以调肝扶脾辨治基础上，加藤类中药施治，有益于增效。传统藤类中药具有良好的抗风湿、抗炎止痛、调节免疫、抗肿瘤、改善循环、减缓贫血等效果，尤其是风湿性疾病方面，较多应用此类药味。诸如辨病应用祛风除湿、活血通络、消肿止痛的雷公藤，其有效成分雷公藤多苷抑制免疫效果确切，临床加入汤剂中煎煮，由于不良反应不好把控，多直接应用成药雷公藤多苷片（需在医生指导下应用）；而具有活血补血、舒筋活络功效的鸡血藤、穿山龙以活血和血，首乌藤以益肾安眠，忍冬藤以清热养阴，番薯藤以健脾补虚、凉血止血，等等，在调肝扶脾辨治此类紫癜病证之际，辨证并随症加用上述藤类药味，辅以解毒、清热、益肾、活血等施治，常常收获增效减毒效果，此类药味对于免疫性紫癜兼夹自身抗体亚型均有良效，此乃异曲同工之意。其次，侧重应用基础方中具有免疫抑制／调节效应的药味，诸如柴胡、黄芩、白芍、补骨脂、当归等有益于增效。

（3）肝炎病毒相关类型　从本病发生角度分析，病毒感染系常见诱因之一，尤其是儿童患者；临床肝炎病毒所致 ITP 并不少见，因为国内感染或携带肝炎病毒者不在少数，诸如乙型、丙型肝炎病毒等。此类患者临床效果欠佳，且治疗用药比较困难与纠结，常规剂量糖皮质激素效果不好，大剂量地塞米松与各类免疫抑制剂受到一定程度限制，即便应用，效果常常不尽如人意。我在临床中应用调肝扶脾作为基本法调治，调肝为主，扶脾为辅，常配伍解毒护肝类药味，如大青叶、板蓝根、生甘草之类，取其清肝解毒之意，且甘草类药味兼顾护肝降酶与类激素样效应，必要时可以较大剂量应用。此外，我应用调肝扶脾、解毒护肝类药味之时，倾向于重用或加减选用具有诱发干扰素效应的药味，诸如黄芪、黄芩、芍药、蒲公英等，既协同抗肝炎病毒，消除诱因，又调节免疫，提升血小板，消除紫癜，一举两得。

（4）抗磷脂抗体阳性类型　少数患者在出现血小板减少性紫癜基础上，临床有或无反复流产等异常妊娠，有或无反复血栓，实验室检测呈抗磷脂抗体阳性，符合磷脂综合征，或仅实验室抗磷脂抗体阳性。近年来，这种血栓出血综合征之一的特殊表现形式的免疫性血小板减少性紫癜时有发生，以血小板明显减少而表现为紫癜类出血证候的患者，常常寻求血液专科医生帮助。我既往诊疗过类似病例，体会到应用调肝扶脾方药辨治，着重加活血化瘀中药，诸如凉血活血、养血活血等，有益活血止血并活血祛瘀、祛瘀生血，诸如牡丹皮、赤芍、紫草等凉血活血药味，联合三七、当归、鸡血藤类活血止血、养血药味，促进血和，防治出血、血栓等。依照血小板计数水平实施调治，血小板低于 $30 \times 10^9/L$，临床易于出血者，以凉血活血药味为主加减，血小板在（ $30 \sim 50$ ）$\times 10^9/L$，临床出血不明显时，以活血止血药味为主，加具有抗血小板聚集的药味如水蛭等，如果血小板高于 $50 \times 10^9/L$，临床依照病情需要，参照相关指南，在医生指导下服用阿司匹林类抗血小板聚集，常规防治血栓。

如上所述几类非常见亚型的 ITP，除切脾后类型属于严格意义上与国际接轨的难治类型之外，其他亚型只是国内多数药物难治报道中较为常见类型。临床西药如糖皮质激素、免疫抑制剂等与中药基本辨治方药如健脾益气、清热凉血等治疗，效果不佳。我多年来致力于调和肝脾方药辨治本病，在获得较好效果的基础上，针对临床所见这些效果不好的亚型，衷中参西，病证结合而加减施治，获得增效效果，通过调肝藏血生血、健脾统血生血、解毒止血生血、凉血活血止血等，促进和血生血并防治出血和（或）血栓，有益此类患者康复。

七、敷脾疗法

ITP作为常见紫癜类疾病，脾脏既是诱发免疫性抗血小板抗体策源地，又是针对携带抗体的血小板扣留并破坏的场所，所以脾脏与此类紫癜发病密切相关。脾脏疗法如脾切除、脾动脉栓塞等是治疗本病的有效手术方法之一。然而，国人受传统观念影响，以及担心手术不良影响而不易接受。故此，我探讨中医敷脾疗法介入治疗，即在内服汤剂基础上，配合中药敷脾疗法施治，临床应用，常常获效。

中药外敷法具有悠久的历史，是我国古代医家治疗疾病的重要手段之一，《外科正宗》记载了采用扶正汤药配合外用药物治疗乳岩、瘿瘤。现代药理学证明，药物可以通过人体皮肤吸收，从而改善局部气血运行，起到清热解毒、活血通络、软坚散结等作用，达到治疗疾病目的。

近年来，中药外敷法在内、外科疾病的治疗中均起到了一定的作用。如何利用中医外治法治疗慢性ITP患者，值得我们进行相关研究。

我应用青黛联合经方泻心汤制剂外敷脾区，形成了"青黛四黄散"特色治疗经验。

其一青黛，载于《药性论》，清热解毒，凉血消斑，为治热毒发斑之要药，亦治血热吐衄、痄腮、喉痹、丹毒等病证，且泻肝火、定惊痫而治肝热动风之惊痫抽搐病证，又清肝泻肺、凉血止血治肝火犯肺之咳嗽痰血等。自古以来，青黛既用于内服，亦可外敷施治。现代药理学研究发现青黛含有靛玉红、异靛甲等成分，有抗肿瘤与抗细胞增殖等效应，且有破坏白血病细胞增殖的作用，从超微结构形态来看，在靛玉红作用下，变性坏死的细胞多呈肿胀、溶解而坏死，且增强动物之单核巨噬细胞系统的吞噬作用，此在机体免疫反应中有着重要作用。

其二，泻心汤制剂，来自广东省中医院之院内制剂"四黄散"，主要含大黄、黄柏、黄芩、黄连等，此乃泻心汤药味组成。泻心汤出自张仲景《金匮要略》，原文有二。《金匮要略·惊悸吐衄下血胸满瘀血病脉证治第十六》云："心气不足，吐血、衄血，泻心汤主之。大黄二两，黄连、黄芩各一两，上三味，以水三升，煮取一升，顿服之。"《金匮要略·妇人杂病脉证并治第二十二》云："妇人吐涎沫，医反下之，心下即痞，当先治其吐涎沫，小青龙汤主之。涎沫止，乃治痞，泻心汤主之。"其中，黄连、黄芩清热燥湿、泻火解毒，黄芩亦有止血之效，大黄清热泻下攻积，活血逐瘀通经。此方用于治疗火热充斥、迫血妄行之吐血、衄血等多种血证。临床上多用四黄散水蜜调敷治疗腹痛、癌痛、静脉炎等。国内经方专家黄煌教授推崇泻心汤为"止血神方"，唐容川云："泻心即是泻火，泻火即是止血，得力于大黄一味，逆折而下，兼能破瘀逐陈。"

青黛清肝凉血，文献显示治疗本病有效，但煎服、冲服患者不易接受。以青黛粉用醋、蜜水调敷脾区，对于不接受切脾治疗的慢性、难治者，有助于稳定病情，逐渐提升血小板。

"青黛四黄散"具体用法：以 60g 青黛与 25g 四黄散配制，蜂蜜 10mL，温开水 100mL，调成糊状，制成 15cm×20cm 块状，置于敷药袋中，再将其置于自制敷药带敷于脾区，每次敷药 6～8 小时，每日 1 次，连续治疗 4 周。

我指导研究生进行了"青黛四黄散敷脾治疗成人慢性原发

免疫性血小板减少症的临床观察"。目的在于观察青黛四黄散敷脾对成人 CITP 患者血小板计数水平、出血症状及中医症状的影响。

　　具体方法：将 49 例成人 CITP 患者分为研究组和对照组，对照组服用调肝扶脾汤药及维持剂量激素治疗，研究组在此基础上给予青黛四黄散敷脾治疗。研究结果发现，研究组治疗前后的血小板计数差异具有统计学意义（$P<0.05$），治疗后两组中医疗效相比有显著差异（$P<0.05$），治疗前后研究组紫癜、神疲乏力、面色苍白症状改善与对照组有显著差异（$P<0.05$），两组治疗前后出血评分量表疗效比较有显著差异（$P<0.05$）。结论：青黛四黄散敷脾治疗成人 CITP，除在一定程度上提升血小板计数，有助于稳定病情外，还可以改善患者中医证候，除了出血性紫癜，非出血性倦怠乏力改善也较明显；且青黛四黄散敷脾操作安全，不良反应小，可重复性强。由于课题纳入研究病例数较少，观察时间较短，有待继续临床研究，诸如延长观察时间，增加观察项目，以取得更为丰富的临床资料。

　　我在调肝扶脾内服治疗的基础上，配合泻心汤主药加青黛外敷脾区以清热泻心止血，对于迁延、慢性，尤其是内服治疗难治复发，西医研判切脾有望获得缓解效果而不易接受手术者，不失为一种简便易行、行之有效的疗法。

八、经方辨治，和血增效

　　我长期致力于中医辨治 ITP 研究，认为肝脾失调、气血失和乃基本病机，通过传承、感悟并博采名医经验，逐渐形成以经方为基础的和血辨治特色治法。基本方药乃传统经方小柴胡汤、桂枝汤类，形成调肝扶脾核心药味，临床应用疗效确切，奠定和血辨治基础，与唐容川的《血证论》所提出和法为血证治疗的第一良法的观点不谋而合。借此进一步研习仲景伤寒经方，不断丰富紫癜临证施治内涵，如上所述外治泻心汤止血神方之敷脐实践，均以经方为主加减施治。

我在上述辨病施以柴胡类、桂枝类、泻心类经方内服外敷治疗基础上，进一步加减施治，增效减症，提高患者的生活质量。

ITP患者因久病不愈，情志抑郁，伴大便不实或稀烂之症，多辨证兼夹郁证，我在调肝扶脾基本方的基础上，常用经方四逆散加味协同疏肝解郁、调和胃肠等，改善情志抑郁，减缓胃肠不和之大便不实或大便干结等。柴胡、枳实舒畅上下气机，白芍助肝敛阴，疏泄津液，润肠通便。李中梓云："此证虽云四逆，必不甚冷，或指头微温，或脉不沉微，乃阴中涵阳之证，惟气不宣通，是为逆冷。"阳郁不达，虽寒热并存，证候不明显，应用和解剂之四逆散，微调体内之阴阳，调和气血，疏柔并用，升降并施，去肠胃中结气，达到奇效。张仲景在《伤寒论》第280条写道："太阴为病，脉弱，其人续自便利，设当行大黄、芍药者，宜减之。以其人胃气弱，易动故也。"白芍虽为滋阴药，从侧面印证芍药通便作用可与大黄相提并论。

部分ITP患者因血小板反复减少，常伴随倦怠乏力，并易于汗出而多外感，辨证兼夹中气虚甚，我在调肝扶脾基本方的基础上，常用经方理中汤加味健脾益气生血，与脾胃乃气血生化之源的理论相呼应。理中汤来自《伤寒论》第396条："大病差后，喜唾，久不了了，胸上有寒，当以丸药温之，宜理中丸。"理中汤常用于疾病后期，脾气虚弱，中阳不足之证，人参、白术健脾益气，干姜温煦中土，甘草补益脾胃。我常合用黄芪与参类以健脾益气，固护卫外，防范风寒外感，一是减缓倦怠乏力，二是增加免疫力而防范感冒。此外，因干姜味辛性温，恐有动血之弊，易干姜为生姜，以缓和其燥热而取其温润。

ITP患者素体脾虚，加之岭南气候多水湿，运化不及常呈现倦怠乏力、夜尿较频、舌淡胖、苔微黄滑、脉弦细等阳虚水湿泛滥之象，从因地制宜促进增效入手，我常在调肝扶脾方基础上予苓桂术甘汤加味温阳利湿。苓桂术甘汤属于《伤寒论》温阳利水剂，"夫短气，有微饮，当从小便去之，苓桂术甘汤主之"，其中茯神易茯苓，一则可利水祛湿，二则可调节免疫，三则可宁心安神，改善睡眠质量，进一步减少抑郁及乏力程度。ITP患者久病不愈，进入慢性病状态，我认为当认识到瘀血贯穿始终，在慢性ITP群体中尤为重要，再结合《金匮要略》中提出"血不利则为水，名曰血分"，阐述了治水、治瘀的重要性，加当归、赤芍活血补血，更取当归芍药散活血利水之意，在调和肝脾的同时，祛瘀生新，血水同治。

九、先减症，后稳病，再升板

中医药辨治ITP，临床疗效确切，与西药快速提升血小板计数不同，中药辨治之后，首先观察到临床症状的减缓，包括出血性紫癜类症状与非出血性症状，病情逐渐稳定，然后获得血小板恢复，并防治复发等效果。然而，应用西医疗效标准评价，近期不易获得血小板计数等客观指标明显提升之效，这是部分医生与患者感觉初始阶段中药效果延迟显现的缘由之一，但是患者减症确有效果。临床上，常常听到患者反馈，吃了中药之后，尽管血小板提升不明显，但是不累了，出血症状减轻了，胃口好了，睡眠质量提升了，诸如此类，这也是中医药显效的一个方面。恰恰如此，中西医结合，优势互补，增效减毒。

我指导研究生在出血评分与疲劳指数方面进行了临床流行病学观察研究。

出血性症状：我指导研究生设计了临床研究，利用 ITP 特异性出血评估工具 ITP-BAT 出血评分量表评价了调肝扶脾之怡癜饮防治成人 CITP 出血临床疗效观察研究，并结合血栓弹力图评估治疗前后血小板功能改善情况。研究主要关注 MA 值，即最大振幅，表示血凝块形成的曲线的最宽距离，反映的是血凝块的坚硬度及稳定性，主要反映血小板的功能及数量。

调肝扶脾之怡癜饮治疗成人 CITP，减少出血发生，降低出血积分，对皮肤黏膜出血之减缓优于器官出血（注：内脏出血需要及时中西医结合急救处理，确保安全），且起效较快、持续稳定。同时，一定程度上提升了血小板的数量，对血小板功能的改善因受样本量及观察时间等影响未见明显优势。研究结果经过统计学分析，显示中药干预的治疗组出血症状减缓明显，具有统计学差异；尽管血小板也有一定程度提升，但统计学处理无明显差异。研究结果符合临床观察之先减症、后升板现象，提示坚持治疗之重要性。

中医药介入辨治，从而减缓出血性症状，降低了血小板减少所致出血的风险，进而提升了安全性。这有助于改善患者，尤其是慢性迁延性患者的生活质量。

非出血性症状：疲劳是临床常见的一类症状。我指导研究生采用横断面研究方法，运用疲劳评定量表（FAI）并参照

《中药新药临床研究指导原则（试行）》制定的紫癜中医证候表，进行临床流行病学观察研究，建立数据库进行统计分析。

ITP 患者疲劳发生率较高，多数处于中度水平，血小板计数与疲劳积分负相关；伴随血小板水平提高，身体功能恢复，逐渐扩大了体力活动范围，促进了社会交往和情感表达，愉悦了身心，在改善器官功能及心理状态的基础上，改善了患者的疲劳状态；随着疲劳感的减轻，患者的心理、生理功能逐渐改善，包括免疫功能，进一步提高了其血小板计数水平，形成良性循环。研究结果对疗效的预测有一定的参考价值，可以考虑成为评估 ITP 结局的新指标，为医护人员提高患者血小板计数和缓解疲劳开拓了新思路，为 ITP 的临床研究提供了循证依据。

课题研究很有意义。乏力症状在多数 ITP 患者中非常明显，但也容易被现代医学治疗所忽视。然而，改善证候正是中医药的优势。通过评分量表和数据分析，我们初步评估出调肝扶脾方药对于改善 ITP 乏力症状有显著疗效。同时，我们发现乏力与患者的心理状态、血小板水平等因素都有一定的关联。这从侧面反映出中医药在治疗 ITP 方面具有多方面的作用，值得我们逐一进行深入的研究和总结。

十、拓展紫癜类病证辨治

伴随着调肝扶脾和血之特色治法临床广泛应用，ITP 一类紫癜治疗显效者逐渐多了起来，影响逐步扩大，其他类型紫癜患者纷纷慕名而来，逐渐拓展到非血小板减少性紫癜，诸如更加常见的过敏性紫癜，以及色素性紫癜、老年性紫癜等。

基于 ITP 之调肝扶脾，促进和血而血归于经，不至溢于脉外，收获止血并升血（板）之效，重在治"血"。在此基础上，我结合其他各类紫癜病证的临床特点，分别梳理出不同治法，如过敏性紫癜，针对其临床紫癜之易于反复，变化多端，来得快，消亦快，符合"风邪致病"之善行数变特性，重在治风而祛风和血消癜；色素性紫癜一类，基本局限在皮肤，或集中，或下肢泛发，一旦紫癜，大多瘀滞，难以去除，重在治瘀而活血化瘀消癜；老年性紫癜一类，大多发生在上肢前臂暴露皮肤，无创或轻创而易于紫癜，反复呈现，乃脾肾亏虚，肌肤失养而难以固摄所致，重在治虚，健脾补肾消癜；血栓性血小板减少性紫癜一类，临床并不少见，甚至相当一部分患者呈现急危重症态势，需要积极血浆置换处理。除了皮肤紫癜之外，患者常呈贫血、发热、肾损伤等，重在治瘀，乃瘀毒内蕴而阻滞血脉，遂诱发紫癜等症状，应解毒祛瘀消癜。

其一，过敏性紫癜。此类紫癜属于免疫因素异常介导的一种变态反应性血管炎，易于累及全身血管，以皮肤紫癜（下肢为主，对称分布，成批出现，易于反复）为主，或有关节痛（累及关节腔血管所致）、腹痛（累及肠道黏膜血管，诱发肠道出血）及肾炎（累及肾小球毛细血管所致炎症，诱发尿血、蛋白尿）等表现。

西医多对症处理，消除诱因，以糖皮质激素、抗过敏及免疫抑制剂等治疗。尽管治疗药物不少，但因本病诱因繁杂，难以防范，病情极易反复，尤其迁延累及肾脏，寻求中药辨治调理患者较多，且中医确有良好临床效果。

此类紫癜多发病于儿童，其肌肤薄，藩篱疏，易受风邪侵袭，皮肤紫癜变化多端，此起彼伏，反复发生，关节肿痛发无定处，符合"风者，善行而数变"特性。我梳理归纳 ITP

为紫癜类病证中之"血癜",结合过敏性紫癜特点,归纳于紫癜类病证中之"风癜",临床紫癜善行数变,多端受侵,治疗上在调肝扶脾和血方的基础上重视祛散风邪,联合名方过敏煎施治,单纯中药治疗效果明显。过敏煎是名老中医祝谌予(1914—1999,师承京城四大名医施今墨先生,曾任北京协和医院中医科主任,全国名老中医,创制名方过敏煎)的经验方,由银柴胡、防风、乌梅、五味子、甘草等组成,此方药味精简,寒热共济,有收有散,有补有泄,立方巧妙,防风为君,祛风息风,消除风邪之因,并固护卫外;银柴胡为臣,风邪入里化热,清热凉血;佐以乌梅、五味子固涩收敛;甘草调和诸药。全方共奏固本祛邪、调和阴阳的功效,广泛运用于各类过敏性病证,多项药理学研究显示该方具有显著的抗过敏作用。

对于迁延反复、经久不愈者,我受到国医大师薛伯寿经验启发,以加味升降散施治,常获佳效。升降散出自杨栗山《伤寒瘟疫条辨》,由僵蚕、蝉蜕、姜黄、大黄组成,虽为治温病之方,但谨守因郁致火之病机,适用于气机升降失调,郁热外出不畅之证;蝉蜕、僵蚕助长祛风之力,尤其稽留之风,姜黄活血而血行风自灭,大黄既活血又凉血,炒炭应用对减缓消化道出血有益。

在上述方药基础上,我结合患者不同证候辨治并随症加减,血热者加犀角地黄汤:羚羊角或水牛角、生地黄、赤芍、牡丹皮等清热凉血;关节痛者联合三妙散:苍术、黄柏、牛膝等祛风湿、利关节;腹痛者联合四逆散加减:柴胡、白芍、枳壳、甘草等;有血尿者加小蓟、白茅根、地锦草等;便血者习用梁冰先生之四味止血散(三七粉、阿胶珠、白及粉、大黄粉），藕粉调和服用，临床常获良好效果。

其二，色素性紫癜。此类紫癜主要局限下肢皮肤分布，多由淋巴细胞介导的红细胞外渗导致，以真皮内红细胞外溢和显著的含铁血黄素沉着为主要特征，其色泽深沉，短时难以消散，西医尚无特效治疗方法，多采用糖皮质激素、雷公藤等药物治疗。

尽管此类紫癜并无明显痛楚，也不危及脏腑，但随着人们对生活质量的追求，越发重视自身肤色，常造成患者苦闷，越发引起临床重视，寻求中医辨治调理者众多。

我将其归之于紫癜中的"瘀癜"，此与肝脾失和相关，藏血、统血失司，血溢脉外，流注腠理，瘀滞沉积，泛于肌肤，遂发紫癜。我在调肝扶脾和血的基础上重视活血化瘀，擅长联合经方桂枝茯苓丸以解决下部血之瘀滞问题。

桂枝茯苓丸出自张仲景《金匮要略》，临床除了主治妇科疾患外，对前列腺、甲状腺、肝脾肿大等相关疾病也有效果。方中桂枝温血脉，茯苓渗湿气，牡丹皮清血热，桃仁破血结，赤芍行血滞，组方寒温相宜，药物功专，攻坚破结而不伤正，通滞祛瘀而不伤阴，取其专攻下焦下部瘀滞类病证，紫癜临证再加川牛膝、郁金之类引血下行、活血通经、化滞祛瘀，有益于增效，正如《医学衷中参西录》所云："善引气血下注，是以用药欲其下行者，恒以之为引经，故善治肾虚腰腿酸疼，或膝疼不能屈伸，或腿痿不能任地。"

其三，老年性紫癜。老年性紫癜又称老年性坏血病、老年性人工紫癜，是由于老年人的皮肤退化变薄，血管脆性增加，加之暴露部位长期受日光照射等影响，导致的血管性紫癜类疾病。紫癜呈现暗紫色瘀斑或瘀点，常无伴随症状，长期持续，消退后易于色素沉着。本病好发于手背及前臂伸侧等部位，大多发生于 60 岁左右老年人，女性多于男性。随着社会的老龄化进展，人的寿命逐渐延长，此类皮肤血管紫癜越发多了起来，且人们对于健康的关注程度也在增加，前来寻求治疗者不在少数。

此类紫癜与年老体弱、脾肾渐亏相关。脾主四肢肌肉，脾虚则肌肤腠理疏松薄弱，肾主固摄，滋生精血，肾虚则不能助脾固护肌肤，且肌肤腠理失于气血濡养与精血滋润，易于变生紫癜。我在辨治紫癜基本治法调肝扶脾和血基础上，归纳于紫癜类病证中之"虚癜"，重在治虚，即调肝扶脾基本方，加大健脾补肾固护肌肤力度，习于加炙黄芪、参类（人参、党参等）、炒白术、山萸肉、补骨脂、锁阳等，以及三七活血止血，当归和血，再配丹参，既助三七活血而化瘀消癜，又助当归和血而防癜复生。

其四，血栓性血小板减少性紫癜。此类紫癜属于血栓性微血管病范畴，其特征为血小板减少性紫癜、微血管病性溶血性贫血、神经精神症状（"三联征"），或伴随发热、肾脏受损（"五联征"）。尽管临床少见，但因发病紧急，属于紫癜类疾病之重症，归纳为"瘀毒癜"范畴辨治。针对其皮肤紫癜，黏膜衄血，黄疸血虚，间或发热等症状，此乃外感热毒，伤及肝脾，失于调和，血瘀湿蕴，或波及血脉，迫血妄行，紫癜衄血；或波及胆道，发为血疸；或上泛而蒙蔽脑窍，发为神昏谵语之类病证。我在调肝扶脾和血基础上，重在清热凉血、解毒祛瘀，以犀角地黄汤加味，如羚羊角或水牛角、生地黄、赤芍、牡丹皮、玄参、地锦草等，联合安宫牛黄丸或清开灵注射液施治，以清热解毒、开窍醒神，在西医积极就诊，包括采取血浆置换等措施基础上，配合中医辨治增效减毒。

近年来，我开始关注类固醇紫癜等类型的药源性紫癜。由于糖皮质激素临床应用非常广泛，如上述ITP、过敏性紫癜等，常有长期依赖激素患者，带来蛋白分解代谢增强，抑制蛋白合成，久而久之皮肤变得很薄，结缔组织萎缩，毛细血管脆性增加，外力轻微作用即可诱发皮肤紫癜。此类紫癜样皮损常位于暴露部位，尤其是下肢，呈现为暗紫色、边缘清楚、大小不等、形态不规则的瘀点或瘀斑，患者多无自觉症状，且常与激素所致激素纹（膨胀纹）叠加呈现。

我基于衷中参西而概括此类紫癜为"药毒癜"，在调肝扶脾促进血和基础上，扶正排毒，调和阴阳，以固护肌腠，如凉血祛瘀解毒之牡丹皮、赤芍、郁金、肿节风、地锦草等，滋阴济阳药味调和减缓激素所致阴阳失调之皮损紫癜症状，临床常用基本滋阴益肾之左归丸、济阳补肾之右归丸施治，收获固护卫外、消减紫癜之效。

结语：紫癜类疾病，强调病证相结合，以调肝扶脾为总纲，针对紫癜的不同发病机理从血、风、瘀、虚等角度分而治之，理清脏腑气血阴阳的偏盛偏衰，用药平和，既不矫枉过正，又能纠偏补差，使肝脾得调，气血调和，达到《素问·至真要大论》中"谨察阴阳所在而调之，以平为期"之目的。

紫癜类疾病，临床类型较多，不仅涉及上述几种常见紫癜，依照我的经验，其他紫癜均可以参照而辨证论治，亦可以收获和血消癜之效。临证辨治模式，提倡病证融合，先诊病，再辨证，并衷中参西，急则西医救治，确保生命安全，缓则中医调治，收获持久疗效。

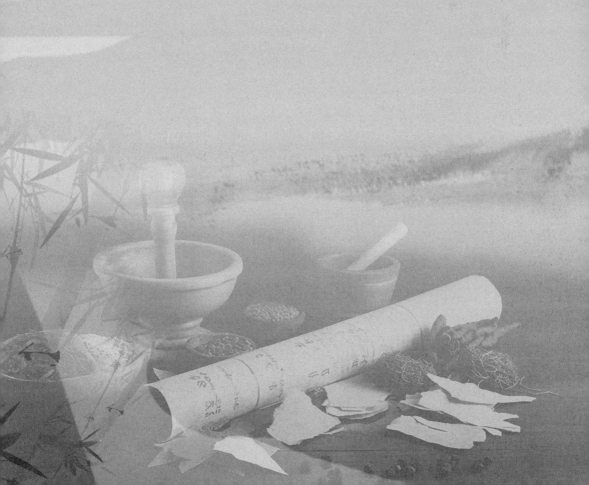

临证验案

近10年来，我回归医院门诊岗位，营造并力所能及地突出中医特色辨治帮助紫癜患者，能中不西、先中后西、中西医结合；从衷中参西角度追求中西医结合之增效减毒效果。下文中的紫癜典型案例，基本都是基于西医诊断、病情评估基础上，西药治疗效果欠佳，或西医未行特殊干预，或患者不耐受或拒绝西医治疗，或依赖西药寻求中医介入辨治，促稳减撤之效，等等。

不论单纯中医治疗，或中医为主调治，或中西医结合治疗，动态监测血常规等客观指标，强调患者临床之安全性不容轻视。急则西医干预，提升客观指标如血小板计数，保持安全水平，有助于中医介入调治逐渐呈现效果而获益，一旦发生意外，何来中医效果？相对而言，缓则中医调治，在我的临床实践中，大多逐渐收获止血升板、消除紫癜，以及非出血性症状缓解，提升生活质量，以至获得缓解，防止复发，乃至临床治愈。

案一

洪某，女，19岁。初诊时间：2008年11月5日。

病史：患者1年多前无明显诱因出现皮下瘀斑，经当地医院检查诊断为原发性血小板减少性紫癜，先后于本地及省内多家医院血液科住院，经过一线激素、丙种球蛋白与传统二线药物环孢素等治疗后，疗效欠佳，血小板计数波动于（10～20）×10^9/L，反复伴发鼻衄，并产生激素依赖，属于传统一线、二线药物难治性慢性血小板减少性紫癜，就诊时患者服用泼尼松25mg/d，血小板计数16×10^9/L。症见：满月脸，水牛背，皮肤散在紫癜，腰部及双下肢较多对称性激素纹，面色潮红，稍感倦怠，动辄汗出，易于脱发，手足心热，纳眠及二便可，舌略红，苔微黄腻，脉弦细略滑。

西医诊断： 难治性慢性血小板减少性紫癜。

中医诊断： 紫癜病。

治法： 和解疏肝，滋阴降火。

处方： 柴胡10g，黄芩10g，法半夏10g，太子参15g，肿节风10g，黄芪20g，防风10g，商陆10g，知母10g，黄柏10g，甘草10g。日1剂，水煎服，连服7剂。

1周后患者复诊，上述症状有所减缓，脱发仍较多，舌略红，苔微黄腻，脉弦细略滑。复查血常规，血小板计数 $20×10^9$/L，西药继续维持泼尼松25mg/d，中药原方中去防风，加仙鹤草30g，加大止血力度。

处方如下：柴胡10g，黄芩10g，法半夏10g，太子参15g，肿节风10g，黄芪20g，仙鹤草30g，商陆10g，知母10g，黄柏10g，甘草10g。日1剂，水煎服，连服7剂。

1周后患者复诊，在减症基础上，血小板计数得以明显提升至 $110×10^9$/L，体重减轻，水牛背渐消，左胁肋不适，间或肤痒，余无特殊，舌略红，苔微黄，脉弦细略滑。西药泼尼松减至20mg/d，中药于原方中去肿节风，加郁金10g，佛手10g。

处方如下：柴胡10g，黄芩10g，法半夏10g，太子参15g，郁金10g，佛手10g，黄芪20g，仙鹤草30g，商陆10g，知母10g，黄柏10g，甘草10g。日1剂，水煎服，连服7剂。

坚持上述有效方药继续调治，并逐渐减量乃至停用激素，其后随访1年，多次复查血小板计数波动于（120～210）× 10^9/L，无出血及不适。

按语： 本例属于传统一线、二线药物难治性慢性ITP，虽经西药规范治疗，效果欠佳，且处于激素依赖状态，不良反应逐渐明显，如满月脸、面色潮红、倦怠乏力、手足心热等，结合舌脉综合辨析，认为久病有郁而肝郁脾虚，辨病施以调和肝脾，在此基础上辨证施以滋阴清热凉血，以调肝扶脾之经验方怡癜饮加滋阴降火、凉血止血中药，获得减缓症状，稳定病情，逐渐减停激素，血小板保持正常之疗效。

案二

陈某，男，23 岁。初诊时间：2018 年 1 月 4 日。

病史：患者于 2016 年在外院确诊为霍奇金淋巴瘤。经过 7 个疗程的联合化疗后，病情持续缓解，并最终结束了治疗。2017 年 10 月发现血小板计数显著减少至 3×10^9/L，当地住院行骨髓等检查考虑 ITP，先后经过一线激素、丙球及二线药物促血小板生成素（TPO）、环孢素、艾曲泊帕等，以及三线药物地西他滨等治疗，效果欠佳，评估为药物难治性 ITP，血小板计数位于 10×10^9/L 以下。患者间或出现皮肤紫癜，稍感乏力，尚未出院，考虑安全问题，首诊其母代诊，协助视频医患交流。舌淡略暗，苔微黄稍腻，脉未查。

西医诊断：原发免疫性血小板减少症（继发免疫、药物难治）；霍奇金病。

中医诊断：紫癜病。

治法：调肝扶脾，滋阴凉血。

处方：柴胡 10g，黄芩 10g，白芍 20g，桂枝 10g，黄芪 20g，太子参 15g，蒲公英 10g，茯神 20g，卷柏 20g，羚羊角粉 1 包（冲服），牡丹皮 10g，茜草 20g，地锦草 20g，甘草 10g，14 剂，水煎服，日 1 剂；仙鹤草颗粒 4 袋（40g），紫草颗粒 2 袋（10g），醋龟甲颗粒 1 袋（10g），牡蛎颗粒 1 袋

（10g），14剂，分别加入药汁中冲服。

2018年3月6日二诊：患者服用上述汤药＋颗粒，过程顺利，且接受度良好；出血症状略有减缓，血小板计数波动在（3～10）×10⁹/L，当地医院允许出院，于是其母陪同来诊。刻下：下肢散在出血点，夜眠欠佳，舌淡略暗，苔微黄稍腻，脉弦细略滑。黄芪加量为30g，太子参改为西洋参，以加强扶脾滋阴力度，加猪苓、生地黄、玄参等育阴凉血施治，颗粒剂同上，便于服用。

处方如下：柴胡10g，黄芩10g，白芍20g，桂枝10g，黄芪30g，西洋参15g，蒲公英10g，茯神20g，羚羊角粉1包（冲服），牡丹皮10g，地锦草20g，猪苓20g，生地黄20g，玄参10g，甘草10g，28剂，水煎服，日1剂；仙鹤草颗粒4袋（40g），紫草颗粒2袋（10g），醋鳖甲颗粒1袋（10g）。共28剂，冲服。

2018年4月19日三诊：经过上述3个月的中药介入辨治，出血症状逐渐减缓，体能、饮食、睡眠等如常，动态检查血小板计数稳定在（10～17）×10⁹/L，舌淡略暗，苔微黄稍腻，脉弦细略滑。鉴于羚羊角粉价格昂贵，调成水牛角颗粒冲服，加升麻、郁金、青蒿等，有益于升提、疏泄而调和肝脾。

处方如下：银柴胡10g，白芍20g，黄芪30g，麸炒白术10g，肿节风30g，甘草20g，茯神30g，牡丹皮10g，生地黄20g，地锦草30g，卷柏20g，女贞子15g，玄参10g，郁金10g，升麻10g。共20剂，水煎服，日1剂。颗粒配方：仙鹤草颗粒6袋（60g），紫草颗粒2袋（10g），醋鳖甲颗粒2袋（10g），水牛角颗粒2袋（20g），青蒿颗粒2袋（10g）。共14剂，冲服。

2018年6月21日四诊：在减缓出血症状基础上，继续调治，病情稳定，血小板逐渐开始提升，近期复查波动在（30～48）×10^9/L，无发热及任何出血，纳眠及二便可，恢复常态生活学习，舌脉基本同前。原方中加入升降散中升提药味僵蚕、蝉蜕、郁金（替换姜黄）等，有益疏风清凉。

处方如下：银柴胡10g，白芍15g，黄芪30g，麸炒白术15g，肿节风30g，甘草20g，茯神30g，牡丹皮10g，生地黄30g，卷柏30g，女贞子15g，山栀子10，玄参10g，郁金10g，升麻10g，僵蚕10g，蝉蜕5g。共20剂，水煎服，日1剂。配方颗粒：仙鹤草颗粒4袋，紫草颗粒2袋，醋龟甲颗粒2袋，水牛角颗粒2袋。共14剂，冲服。

2018年7月27日五诊：继续治疗，减症稳病之后，得以升板，血小板计数升至137×10^9/L，达到正常水平，血红蛋白略有波动，109g/L，复查评估提示抗人球蛋白试验（+），考虑免疫性血小板减少症并自身免疫性溶血性贫血（Evans综合征），结合黄疸、尿赤，大便不爽，舌淡暗，苔微黄稍腻，脉沉细略滑等，加茵陈、赤芍、丹参等活血退黄，并短程地塞米松干预4天，协同调控溶血；考虑血小板已恢复，去除颗粒剂。

处方如下：柴胡10g，白芍10g，黄芪30g，麸炒白术15g，肿节风30g，甘草20g，茯神30g，牡丹皮10g，生地黄20g，茵陈20g，女贞子15g，郁金10g，赤芍20g，丹参20g。20剂，水煎服，日1剂。

2018年10月18日六诊：经过上述处方调整，继续以基础调肝扶脾方药施治而稳定血小板，并加活血退黄药，动态观察血常规，血小板计数稳定在（200～258）×10^9/L，血红蛋白得以恢复至109～148g/L，溶血指标回落。临床无特殊不适，舌脉同前，继续汤药施治巩固疗效。

处方如下：柴胡10g，白芍10g，黄芪30g，麸炒白术15g，肿节风20g，甘草20g，茯神20g，生地黄20g，茵陈20g，女贞子15g，郁金10g，赤芍20g，天麻10g，薄树芝10g。15剂，水煎服，日1剂。

2019年1月31日七诊：患者定期复查血常规，血小板维持在正常水平（200～242）×10^9/L，血红蛋白166g/L，临床未诉不适，恢复上学。上述方药间断煎服巩固维持，每周2～3剂。2019年6月18日，患者停药3个月后复诊，血常规为正常水平，临床无不适，获得持续缓解，我嘱咐其继续停药观察，防范诱因影响。

患者后来多次复诊，我继续以基础调肝扶脾方药施治而稳定血小板，加活血退黄之品，动态观察血常规，血小板计数稳定在（200～258）×10^9/L，血红蛋白得以恢复至109～166g/L，溶血指标回落。临床无特殊不适，舌脉基本同前。2022年10月20日随访，血常规为正常水平，血小板计数约200×10^9/L，血红蛋白约150g/L，持续缓解而临床治愈。

按语：该患者所患的ITP，与既往淋巴肿瘤介导免疫紊乱相关，以致先后经过一线、二线，甚至三线西药治疗均无效，进入药物难治状态。基于病证结合特点，我辨病施以调肝扶脾的基础方药，初始阶段辨证加滋阴凉血药，促进先减症，后稳定，考虑仙鹤草剂量较大，紫草煎煮异味，鳖甲、牡蛎等先煎久煎等，患者不易掌控或接受，改为颗粒剂冲服；经过3～6个月的中医药治疗，逐渐获得减缓出血，稳定血小板效果；其间加僵蚕、蝉蜕、郁金等升提、疏泄而增效，防治外感风邪病情反复，血小板逐渐提升而恢复正常。

治疗期间患者并发自身免疫性溶血性贫血，考虑 Evans 综合征，且与淋巴肿瘤相关，配合了短程 4 天的激素干预，防治淋巴肿瘤复发，加减活血退黄药味一并调治，不但稳定血小板，还减缓了溶血而恢复血红蛋白。伴随着病情缓解，去除颗粒剂，以汤药维持巩固调治，先后历经 1 年余的调治，恶性淋巴肿瘤相关药物难治 ITP 并 AIHA 一例获得持续缓解并治愈。

案三

李某，女，74 岁。初诊时间：2021 年 4 月 26 日。

病史：患者 2021 年 1 月 15 日因皮肤紫癜就医，查血常规提示血小板计数低至 $23 \times 10^9/L$，外院经过骨髓等检查确诊为原发免疫性血小板减少性紫癜，考虑为高血压与糖尿病等基础病问题，患者不接受一线激素等治疗，先后给予促血小板生成素（TPO）与艾曲泊帕治疗，血小板恢复正常，减撤后易于反复，血小板计数常降至 $30 \times 10^9/L$ 以下，伴出血性紫癜。3 月份患者开始逐渐出现药物依赖状态，血小板计数保持并波动在 $200 \times 10^9/L$ 左右。患者担心药物不良反应及经济负担，寻求中医药辨治，期望减撤西药。来诊之时，患者间或头晕，大便不实，纳食欠佳，无发热及出血症状。舌淡红，苔微黄，脉弦细。

西医诊断：原发免疫性血小板减少性紫癜（艾曲泊帕依赖）。

中医诊断：紫癜病。

治法：调肝扶脾，辅以益肾。

处方：柴胡 5g，黄芩 10g，白芍 15g，桂枝 5g，黄芪 20g，麸炒白术 10g，穿山龙 20g，女贞子 20g，茯神 20g，砂仁 10g

（打碎，后下），木香 5g（后下），三七片 10g，炙甘草 10g。水煎服，隔日 1 剂。

2021 年 7 月 5 日二诊：间断服用上述汤药调治，患者纳食改善，头晕减缓，间或乏力，无发热及出血症状，动态复查血常规，血小板基本稳定，其间患病毒性感冒，血小板计数降至 $48×10^9$/L，临时加量艾曲泊帕（2 粒 qd）短程干预，血小板计数得以恢复，现维持治疗（1 粒 qd），血小板计数波动在（133～178）$×10^9$/L。饮食如常，舌淡红，苔微黄，脉弦细略沉。上方去砂仁、木香，加太子参补气，加鹿角末、地黄助力补肾，水煎服，隔日 1 剂。

处方如下：柴胡 5g，黄芩 10g，白芍 15g，桂枝 5g，黄芪 20g，麸炒白术 10g，穿山龙 20g，女贞子 20g，茯神 20g，生地黄 20g，太子参 20g，鹿角末 2g（冲服），炙甘草 10g，水煎服，隔日 1 剂。

2021 年 9 月 27 日三诊：间断隔日 1 剂中药调治 3 月余后，西医开始逐渐减量艾曲泊帕，血小板计数轻度降低，波动在（80～90）$×10^9$/L。由于患者经济原因，艾曲泊帕维持隔日 1 粒基础上，加用了小剂量环孢素（100mg qd）口服治疗，血小板计数保持在 $130×10^9$/L 左右。患者自述血小板计数基本保持正常，间或有头晕腰酸等不适症状，寻求继续中药调治，加葛根、骨碎补、牛膝等施治，促进升阳气、强筋骨。

处方如下：柴胡 5g，黄芩 10g，白芍 15g，桂枝 5g，黄芪 20g，麸炒白术 10g，穿山龙 20g，女贞子 20g，茯神 20g，鹿角末 2g（冲服），牛膝 10g，葛根 15g，骨碎补 20g，炙甘草 10g。水煎服，隔日 1 剂。

2022 年 3 月 7 日四诊：上述方药间断调治 4 月余，隔日或每周两剂水煎服维持治疗，由于环孢素不良反应明显，服用3个月后停服，隔日1粒艾曲泊帕维持中，血小板计数波动在（100～130）×10^9/L。间或感冒，时有头晕乏力、纳食欠佳等症状，舌淡红，苔微黄稍腻，脉沉细。患者再次复诊寻求辨析调方施治，加砂仁、木香、石菖蒲等醒脾开胃，加灵芝扶正补虚、增强免疫。

处方如下：柴胡5g，黄芩10g，白芍15g，桂枝5g，黄芪20g，麸炒白术10g，穿山龙20g，女贞子20g，茯神20g，石菖蒲10g，天麻10g，砂仁10g（打碎，后下），炙甘草10g。水煎服，隔日1剂。

2022年9月15日五诊：患者间断中药调理1年有余，不适症状明显减缓，病情稳定。患者成功克服西药依赖而减停艾曲泊帕3个月，血小板计数尽管有所降低，但保持在安全水平，波动在（70～80）×10^9/L，无发热及出血症状，继续寻求中药施治，促进稳定基础上进一步提升血小板。患者间或乏力，口干，少许头晕，余无特殊。舌淡红，苔薄白，脉弦细。

处方如下：银柴胡10g，黄芩10g，黄芪20g，麸炒白术10g，穿山龙20g，女贞子20g，茯神20g，鹿角末2g（冲服），麦冬20g，五味子5g，灵芝20g，三七片5g，甘草10g。水煎服，隔日1剂。

2023年1月16日六诊：上述中药间断调治3个月后，血小板计数逐渐恢复正常，波动在（100～130）×10^9/L，患者间或头晕，睡眠欠佳，余无特殊。艾曲泊帕停药半年余，舌淡红，苔薄黄，脉沉细。

处方如下：柴胡5g，黄芩10g，炙黄芪20g，麸炒白术10g，穿山龙20g，女贞子20g，茯神20g，鹿角末2g（冲服），灵芝 20g，珍珠母 30g（先煎），天麻 10g，五味子 5g，当归 5g，炙甘草 10g。水煎服，隔日 1 剂。

2023 年 5 月 29 日随诊，患者中药间断调治两年，停服艾曲泊帕 1 年，血小板计数保持在 100×10⁹/L 及以上半年。近来随访，血小板计数为（110～120）×10⁹/L，临床未诉不适，获得减停西药并持续缓解成果。

按语： 老年人基础病多，该患者有糖尿病、高血压等，不宜应用一线的糖皮质激素，而丙球疗效具有一过性，所以初始阶段给予了促血小板生成素，序贯血小板受体激动剂艾曲泊帕治疗，确有疗效，但却带来药物依赖。对于老年患者而言，一是疾病所致诸多不适症状，二是不易耐受西药不良反应，三是经济负担较重，寻求中医辨治调理帮助之需要更加迫切。

介入中药调治，在调肝扶脾基础上，辅以补肾并贯穿始终，对于老年患者而言，有益扶正补虚，促进和血而有益止血、生血（升板）获效。中医药辨治中，起效历经减症、稳病、升板过程，该患者初始中药调治促进缓解症状，提高了生活质量，伴随着持续调治，逐渐稳定了病情，为减撤西药艾曲泊帕奠定了基础，并成功获得停药，尽管初始停药阶段血小板计数有所降低，随后坚持上述调肝扶脾、益肾活血施治，得以促进稳定并进一步恢复，获得持续缓解良好效果。

案四

邹某，女，33 岁。初诊时间：2020 年 2 月 24 日。

病史： 患者 2020 年 2 月 1 日产后验血发现血小板计数减少至 30×10⁹/L，经过骨髓等检查考虑为 ITP，因处于哺乳期，患者拒绝激素等干预，遂于 2020 年 2 月 16 日开始口服艾曲泊帕 50mg/d，血小板波动在（36～44）×10⁹/L，年轻夫妇迫于経济压力，遂至门诊寻求中医帮助。症见：少许乏力，畏风头晕，暂无发热及明显出血，纳眠及小便调，大便不实。舌淡暗，苔微黄稍腻，脉弦细。

西医诊断：原发免疫性血小板减少症（与妊娠相关）。

中医诊断：紫癜病。

治法：调肝扶脾，益气养血。

处方：柴胡 5g，黄芩 10g，白芍 10g，桂枝 5g，黄芪 20g，麸炒白术 10g，防风 10g，升麻 10g，女贞子 20g，补骨脂 20g，甘草 10g，茯神 20g，猪苓 10g。15 剂，每日 1 剂，水煎服。患者服药两周后畏风、头晕症状消失，复查血小板最高升至 $183×10^9$/L，遂自行停服艾曲泊帕，未按时复诊。

2020 年 4 月 10 日二诊：患者复查血小板降至 $31×10^9$/L，皮肤散在新发紫癜，舌淡红，苔微黄，脉弦细。在首方基础上去防风，白术加至 15g，加生地黄 20g，墨旱莲 20g，小蓟 30g，地榆炭 30g，煅牡蛎 30g（先煎），水牛角 30g（先煎）。紫癜逐渐消退，血小板稳定在（30～50）$×10^9$/L。患者坚持门诊中药治疗，2020 年 9 月 29 日复诊查血小板为 $139×10^9$/L；继续巩固治疗 3 个月，2021 年 1 月停服中药，病情稳定，血小板处于正常水平。

按语：患者产后发病，因哺乳期拒绝激素等治疗，接受艾曲泊帕治疗，3 周血小板恢复正常。患者自行停药后，血小板波动下降，中药介入后帮助其逐步稳定并提升。考虑患者产后气血未复，血虚机体失养，对于此类特殊状态 ITP，在调肝扶脾基础上，增加养血力度，补血养血，促进生血。

方中黄芪、白术、甘草益气健脾以生血；白芍、女贞子、生地黄，滋阴养血；柴胡、黄芩调肝以藏血，补骨脂、女贞子、墨旱莲滋肾促进精血化生。辨证加减方面，水牛角、小蓟、升麻等止血升板，茯神、猪苓、白术、桂枝等温阳化气、行津布血。在上方基础上辨治加减 8 个月后，血小板恢复正常，患者停服中药半年后随访，日常生活回归常态。本例患者经调肝扶脾养血施治，能够稳定因减撤艾曲泊帕导致的血小板波动，对于妊娠阶段 ITP 患者，此法值得总结验证。

案五

杨某，男，14 岁。初诊时间：2022 年 7 月 5 日。

病史：2022 年 2 月，患者不明原因出现皮下血点与牙龈渗血，就诊验血提示血小板显著降低至 3×10^9/L，紧急住院诊疗，完善骨髓及抽血检查，排除了继发性血小板减少后，确诊为原发免疫性血小板减少症（ITP），给予一线激素治疗，大剂量地塞米松与常规剂量泼尼松疗法均无疗效，血小板持续不足 10×10^9/L。患者 3 月改用西罗莫司免疫抑制治疗，仍不见效，4 月序贯联合艾曲泊帕 50mg qd 治疗，逐渐起效，血小板可以恢复到（$100 \sim 200$）$\times 10^9$/L，大多在 150×10^9/L 左右，稳定 3 个月后尝试减撤西药，稍微调整剂量血小板就会明显波动，处于依赖状态。患者经人介绍请我中医调治，期望减撤西药而康复。来诊之时，患者偶有乏力外，未诉明显不适，纳眠及二便可，舌淡红，苔微黄，脉弦细。

西医诊断：原发免疫性血小板减少症（青少年药物依赖性，艾曲泊帕）。

中医诊断：紫癜病。

治法：调和肝脾，辅以益肾。

处方：柴胡 6g，黄芩 9g，炒白芍 12g，桂枝 6g，黄芪 15g，炒白术 9g，穿山龙 15g，巴戟天 15g，黄精 9g，茯神

12g，猪苓 9g，葛根 15g，小蓟 15g，仙鹤草 15g，炙甘草 12g。共 15 剂，水煎服，隔日 1 剂。

2022 年 8 月 6 日二诊：患者上述中药辨治半月后，减撤西罗莫司，动态监测血常规显示血小板稳定在（120～130）$\times 10^9$/L，稍有睡眠欠佳，余无特殊不适，舌淡红，苔微黄，脉弦细。嘱咐防范诱因影响，诸如感冒、劳累、刺激食物等，避免影响减撤西药。上方加入天麻、灵芝安神助眠，继续加强益肾治疗，黄精增至 12g。

处方如下：柴胡 6g，黄芩 9g，炒白芍 12g，桂枝 6g，黄芪 15g，炒白术 9g，肿节风 15g，巴戟天 15g，黄精 12g，茯神 15g，灵芝 15g，天麻 9g，小蓟 15g，仙鹤草 15g，炙甘草 12g。共 30 剂，水煎服，隔日 1 剂，巩固 2 个月。

2022 年 10 月 6 日三诊：患者自述易于受风外感，血小板会有小的波动，在 100×10^9/L 左右，注意休息，防治感冒，血小板可以恢复并保持在 130×10^9/L 左右，来诊之前复查血小板为 137×10^9/L，未诉其他不适，舌脉同前。现已停西罗莫司 1 个月，家属要求开始减撤艾曲泊帕。我嘱咐不宜操之过急，可以尝试逐渐缓慢小量减撤，并动态监测血常规变化。上述方药中加蝉蜕、僵蚕、升麻等祛风升发之品。

处方如下：柴胡 6g，黄芩 9g，炒白芍 12g，桂枝 6g，黄芪 15g，炒白术 9g，肿节风 15g，巴戟天 15g，黄精 9g，升麻 9g，僵蚕 6g，蝉蜕 3g，炙甘草 12g。共 30 剂，水煎服，隔日 1 剂。

2022 年 12 月 4 日四诊：复诊验血提示血小板 150×10^9/L，艾曲泊帕逐渐减撤，血小板保持稳定，现艾曲泊帕隔日 1 粒，与汤药交替服用；外感很少，饮食、睡眠、二便良好；常态上学；舌淡红，苔薄黄，脉弦和。上方去除祛风药味，继续维持调肝扶脾为主，辅以益肾施治，针对时有汗出，黄精改为山萸肉。

处方如下：柴胡6g，黄芩9g，炒白芍12g，桂枝6g，黄芪15g，炒白术9g，肿节风15g，巴戟天15g，山萸肉15g，天麻9g，灵芝15g，三七6g，炙甘草12g。共30剂，水煎服，每周3剂。

2023年4月15日五诊：上述方药继续调治，患者病情稳定，西药减撤顺利，艾曲泊帕停服一个月，中药每周3剂，复查血小板保持在（150～200）×10⁹/L，其间感染流行性感冒，血小板降至105×10⁹/L，可以逐渐自行恢复。考虑已停西药，中药每周3剂再巩固3个月，也可以考虑停药，效不更方，继续调治。

2023年8月2日六诊：广东省中医院医联体固生堂线上复诊评估病情，艾曲泊帕已经停服4月余，按照医嘱中药也停服1个月了，血小板良好，稳定在（135～155）×10⁹/L，临床未诉不适；中药介入辨治，克服西药依赖，成功减撤免疫抑制剂与艾曲泊帕类药物，获得临床治愈。

按语：该患者罹患原发免疫性血小板减少性紫癜，初始一线激素类药物治疗无效，尝试新型免疫抑制剂西罗莫司，依然效差，序贯联合促血小板生成素受体激动剂艾曲泊帕治疗，有效而血小板恢复正常；由于经济问题，并担忧不良反应，患者多次尝试小量减撤西药，血小板明显降低，处于药物依赖状态；介入中药调肝扶脾益肾方药，调肝藏血，扶脾统血，益肾生血，逐渐缓慢小量减撤西药，历经半年，成功减撤，尽管中间小有波动，及时复诊辨析调整处方，加祛风升发之蝉蜕、僵蚕、葛根、升麻之类，有益于升提获效，并防范外感风邪，入里波及血分而影响血小板，临床实践显示出良好的效果；其间，加菌类药味之灵芝、猪苓等，调节免疫，扶正补虚，有益稳定病情。

近年来，随着促血小板生成素受体激动剂的广泛应用，确实带来好的效果，尤其是药物难治者，但却产生了另一个棘手问题——药物依赖（西医角度，此类药物需要长期服用），并且增加了患者的经济负担。我在中医门诊越来越多地接诊了此类患者，寻求中医调治减撤促稳。本例在调肝扶脾基础上加益肾之品，获得良好效果，值得进一步探索并提高效果。

案六

刘某，女，29岁。初诊时间：2020年10月30日。

病史： 2016年7月患者发现血小板减少，外院经过骨髓检查考虑为ITP伴甲状腺功能亢进，先后经激素、丙种球蛋白、重组人血小板生成素注射液等治疗，病情反复。2020年1月，患者序贯口服艾曲泊帕25mg/d治疗，血小板计数波动在（30～50）$\times 10^9$/L，患者为求稳定，寻求中医调理。刻诊：晨起少许牙龈出血，睡眠欠佳，大便不实；舌淡红，苔黄，脉弦细。查血小板计数为50$\times 10^9$/L。

西医诊断： 免疫性血小板减少症（与甲状腺疾病相关）。

中医诊断： 紫癜病。

治法： 调肝扶脾，益肾活血。

处方： 北柴胡5g，黄芩10g，白芍15g，法半夏9g，桂枝5g，黄芪15g，太子参15g，蒲公英10g，白术10g，肿节风15g，生地黄15g，茯神15g，薄树芝10g，天麻10g，甘草10g，水牛角45g（先煎）。24剂，每日1剂，水煎服，分早晚温服。续服艾曲泊帕 25mg/d。

2020 年 11 月 30 日二诊：查血小板计数 $97×10^9/L$，无牙龈出血，睡眠欠佳，大便不实，舌淡红，苔微黄，脉弦细。予初诊处方去蒲公英、天麻、水牛角，加穿山龙 15g，地榆炭 30g。24 剂，每日 1 剂，水煎服，分早晚温服。续服艾曲泊帕 25mg/d。

2020 年 12 月 31 日三诊：查血小板计数 $45×10^9/L$，无出血，睡眠欠佳，大便改善，舌淡红，苔微黄，脉弦细。予二诊处方加女贞子 15g，淫羊藿 10g。30 剂，每日 1 剂，水煎服，分早晚温服。续服艾曲泊帕 25mg/d。

2021 年 2 月 1 日四诊：查血小板计数 $83×10^9/L$，睡眠欠佳，大便不实明显改善，舌淡红，苔微黄，脉弦细。予三诊处方加仙鹤草 20g。20 剂，每日 1 剂，水煎服，分早晚温服。续服艾曲泊帕 25mg/d。

2021 年 3 月 8 日五诊：查血小板计数 $136×10^9/L$，睡眠欠佳，大便不实，舌淡红，苔微黄，脉弦细。予四诊处方去仙鹤草、淫羊藿，加三七片 10g，首乌藤 20g，牛膝 10g，骨碎补 20g。20 剂，每日 1 剂，水煎服，分早晚温服。续服艾曲泊帕 25mg/d。后守方续服，随症加减，随访半年，艾曲泊帕逐渐减停，血小板计数波动在（167～230）$×10^9/L$，病情稳定，无明显不适。

按语：本案患者为青年女性，久病反复用药损伤脾胃。脾主统血，脾虚则摄血无权导致牙龈出血；脾虚湿邪内生则大便不实；湿蕴而化热，热邪上炎加重牙龈出血，苔黄；病情反复导致情志不畅，肝气不疏，肝风内动，内扰心神，阴阳失调则失眠。治以调肝扶脾和血。方中柴胡、黄芩疏肝清热；白芍柔肝调血；法半夏调和肝胃（脾）；辅以黄芪、白术健脾益气；太子参补肺益气；桂枝、肿节风、天麻祛风通络；水牛角清肝凉血；蒲公英清脾胃之热；生地黄除肝木之血热；睡眠欠佳，加用茯神安神；薄树芝益气、安神，且为菌类，可提高免疫力；甘草健脾，调和诸药。

其后复诊之中，随症加减施治，逐渐减缓症状，稳定病情，进而升板，收获减停艾曲泊帕等西药而持续稳定血小板正常水平。

案七

卓某，女，16岁。初诊时间：2022年5月6日。

病史： 2021年11月发现血小板减少，经过骨髓等检查，考虑为ITP，先后经激素、丙球等治疗，血小板虽然有所恢复，但易于反复，序贯环孢素、利妥昔单抗、地西他滨、TPO、海曲泊帕（艾曲泊帕）等治疗（现泼尼松 2～4 粒 qd，艾曲泊帕 1～2 粒 qd），效果欠佳，寻求中药调理。近来复查血小板 $18×10^9$/L，血红蛋白 103g/L，白细胞 $12.65×10^9$/L，无明显发热及出血，纳眠及二便可，舌淡，苔微黄，脉弦细。

西医诊断： 免疫性血小板减少性紫癜（青少年药物难治性）。

中医诊断： 紫癜病。

治法： 调肝扶脾，滋阴凉血。

处方： 银柴胡10g，黄芩10g，白芍10g，赤芍20g，黄芪30g，麸炒白术10g，穿山龙30g，升麻10g，生地黄30g，小蓟30g，茯神30g，木贼20g。共16剂，水煎服。水牛角颗粒10g，紫草颗粒20g，仙鹤草颗粒40g。共16剂，冲服。

2022年6月16日二诊：经过上述中药介入辨治，患者减停了激素，复查血小板略有稳定，波动在 $20×10^9$/L 左右，补铁治疗后血红蛋白波动在 $100 \sim 132$g/L，白细胞无明显异常，无发热及出血，纳眠及二便可。加鹿角末，一是补肾生血有益于升板，二是角类具有凉血止血之效。

处方如下：柴胡 5g，黄芩 10g，白芍 10g，黄芪 30g，麸炒白术 10g，穿山龙 20g，桂枝 5g，生地黄 30g，小蓟 30g，鹿角末 2 包（10g，冲服），茯神 30g，猪苓 10g，天麻 10g，炙甘草 10g。30 剂，水煎服。配方颗粒：水牛角颗粒 20g，仙鹤草颗粒 20g，紫草颗粒 10g，30 剂，水冲服。

2022 年 8 月 12 日三诊：皮肤紫癜，月经量多，大便不实，余无特殊，鉴于之前反复月经量多而失血性贫血，拟加入达那唑（0.1g tid po）辅助治疗，复查血小板 $20×10^9$/L 左右，未再降至 $10×10^9$/L 以下，相对稳定一些，血红蛋白 122g/L，白细胞未见明显异常。继续中药为主调治，黄芩加量有益凉血止血，加入石榴皮收敛止血并固涩止泻，去白芍。

处方如下：柴胡 5g，黄芩 15g，黄芪 20g，麸炒白术 10g，桂枝 5g，生地黄 30g，小蓟 30g，鹿角末 2 包（10g，冲服），茯神 20g，猪苓 10g，炙甘草 10g，肿节风 20g，地榆 20g，升麻 15g，地锦草 20g，石榴皮 20g，20 剂，水煎服。颗粒剂：水牛角颗粒 40g，紫草颗粒 20g，20 剂，冲服。

2022 年 12 月 9 日四诊：经过上述调肝扶脾，佐以益肾的汤药加颗粒为主的中药调治 3 月余，配合达那唑减控月经并兼顾调节免疫，血小板逐渐稳定并有所提升，波动在（20 ~ 31）$×10^9$/L，血红蛋白保持正常，约 130g/L，白细胞波动在（5.67 ~ 6.63）$×10^9$/L，无明显发热及出血，纳眠及二便可。加入巴戟天、鳖甲胶益肾升板。

处方如下：银柴胡 10g，黄芩 10g，炙黄芪 20g，麸炒白术 10g，肿节风 20g，生地黄 20g，五味子 5g，茯神 20g，地榆炭 20g，当归 5g，炙甘草 20g，巴戟天 20g，地锦草 20g，石榴皮 20g，鳖甲胶 5g（烊化）。30 剂，水煎服。

2023 年 2 月 3 日五诊：上述中药治疗 9 月余，减缓了出血，稳定了病情，逐渐开始提升血小板，近来复查血小板（30～67）×10^9/L，血红蛋白 130～143g/L，白细胞（5.67～6.63）×10^9/L，无发热及出血，纳眠及二便可。

处方如下：柴胡 5g，黄芩 10g，炙黄芪 20g，麸炒白术 10g，穿山龙 20g，灵芝 20g，茯神 20g，三七 5g，炙甘草 20g，巴戟天 20g，葛根 20g，鹿角末 2 包（10g，冲服），生山萸肉 20g，仙鹤草 20g，地锦草 20g。20 剂，水煎服。

2023 年 5 月 12 日六诊：临床无特殊不适，血小板进一步稳定在（60～70）×10^9/L，血红蛋白与白细胞无异常，无明显发热及出血，纳眠及二便可。达那唑减量至 0.2g qd，以减少不良反应。加当归、三七活血止血、祛瘀生新，在止血基础上有益于升板。

处方如下：柴胡 10g，黄芩 10g，炙黄芪 15g，麸炒白术 10g，肿节风 15g，穿山龙 15g，灵芝 15g，茯神 15g，三七 5g，炙甘草 15g，巴戟天 15g，鹿角末 2 包（10g，冲服），酒黄精 10g，仙鹤草 15g，当归 5g。20 剂，水煎服，日 1 剂。

2023 年 7 月 28 日七诊：经过 1 年余的中药调治，血小板得以明显提升，复查血小板波动在（70～118）×10^9/L，余无异常；临床无不适症状，纳眠及二便可。稳定之后再行减停小剂量达那唑。上方调肝扶脾获得明显效果，临床无不适，效不更方，继续维持，促进治愈。2024 年 3 月 15 日随访，患者停服达那唑 3 个月，血小板稳定，嘱其停服中药，防范诱因影响，定期复查。

按语：该患者罹患药物难治性 ITP，进入持续性状态，半年之内先后经过西医一线、二线、三线药物治疗，无效并依赖激素与艾曲泊帕，血小板处于显著降低状态，$10×10^9$/L 左右，间或出血紫癜，月经量多。患者不接受继续西医治疗，慕名转来门诊寻求中医调治，我考虑月经量多伴失血性贫血，配合小剂量达那唑（目前西医指南，三线药物之后的其他非主要药物之列）减控月经，以中医为主辨治，给予病证结合治疗，辨病治以调肝扶脾，辨证治以滋阴凉血，历经 1 年余，经历了中医药治疗显效的过程：先减症，后稳病，再升板。在调肝扶脾基础上，辅以益肾，稳定之后佐以活血药味三七、当归，既活血止血，又祛瘀生新（升板），促进良好和血之效果，收获血小板恢复正常的良好效果。

案八

阮某，男，84 岁。初诊时间：2022 年 2 月 25 日。

病史：2021 年 11 月因发热、紫癜就诊，患者多次验血提示血小板明显降低，不足 $10×10^9$/L，伴轻度贫血，血红蛋白约 100g/L，经过骨穿等检查未见明显异常，予以抗感染治疗后发热减退，间断输注机采血小板六七次后，血小板升至 $39×10^9$/L，患者要求出院，慕名来我门诊寻求中医为主调治。刻下：面色少华，倦怠乏力，下肢皮肤散在少许陈旧紫癜，纳眠及二便可，余无特殊。舌淡红，苔微黄，脉沉细。

西医诊断：老年继发性血小板减少性紫癜（原因不明），贫血。

中医诊断：紫癜病。

治法：益气养阴。

处方：黄芪 30g，太子参 20g，蒲公英 10g，生地黄 20g，小蓟 30g，仙鹤草 30g，水牛角 45g（先煎），鹿角末 1 包（5g，冲服），升麻 10g，茯神 20g，猪苓 10g，炒白术 10g，穿山龙 20g，白及 10g，炙甘草 10g。14 剂，水煎服，日 1 剂。

2022 年 3 月 11 日二诊：煎服上述汤药 14 剂，复查血常规明显改善，血小板升至 $112×10^9$/L，血红蛋白 120g/L，白细胞 $6.39×10^9$/L。患者无发热及皮肤紫癜症状，乏力改善，大便不爽，余无特殊。舌淡红，苔微黄，脉弦细略沉。中药原方去除白及，加白芍润肠柔肝，并加大鹿角末用量以促进补肾，余药同前。

处方如下：黄芪 30g，太子参 20g，蒲公英 10g，生地黄 20g，小蓟 30g，仙鹤草 30g，水牛角 45g（先煎），鹿角末 2 包（10g，冲服），茯神 20g，猪苓 10g，炒白术 10g，穿山龙 20g，白芍 20g，炙甘草 10g。14 剂，水煎服，日 1 剂。

2022 年 5 月 6 日三诊：动态复查血常规，血小板波动在（90～110）$×10^9$/L，血红蛋白保持在 110～120g/L，白细胞在正常范围。患者自述大便不爽，间或咳嗽，余无特殊。上方加熟大黄、枳壳行气通便，当归补血养肝并润肠，补骨脂有益补肾，太子参易党参有益健脾。

处方如下：黄芪 30g，党参 30g，生地黄 20g，小蓟 30g，仙鹤草 30g，鹿角末 2 包（10g，冲服），茯神 20g，猪苓 10g，白芍 30g，枳壳 10g，熟大黄 10g，当归 10g，补骨脂 10g，炙甘草 10g。14 剂，水煎服，日 1 剂。

2022 年 8 月 26 日四诊：患者服用上述中药 4 月余，停药观察，近两个月动态检查血常规，提示血小板开始波动并有所降低，（60～70）×10^9/L。患者自诉倦怠乏力，大便改善，无发热及出血等，舌淡红，苔微黄，脉沉细。考虑高龄老年患者，加强健脾益气与调补肝肾力度，上方党参易人参，加黄精、鳖甲胶、淫羊藿之类，辅以口服灵芝孢子粉2粒，日3次。

处方如下：黄芪30g，人参20g，仙鹤草30g，鳖甲胶10g（烊化），茯神20g，猪苓10g，石菖蒲10g，葛根20g，天麻10g，白芍30g，熟大黄10g，淫羊藿10g，炙甘草10g。14剂，水煎服，日1剂。

2022年11月4日五诊：正值新冠疫情严峻时期，患者无法来诊，通过视频与患者交流，近来血小板波动在（50～60）×10^9/L。患者自诉倦怠乏力，大便尚可，时有腰酸，间或咳嗽，无发热及明显出血，余均尚可。舌淡红，苔薄白，脉未查（视频观看掌纹）。施以益气健脾、调补肝肾基本治法，加化橘红祛痰，加当归、三七养血活血促进血和，有益稳定血液指标。

处方如下：黄芪20g，人参10g，女贞子15g，补骨脂10g，仙鹤草20g，鳖甲胶5g（烊化），石菖蒲10g，化橘红10g，天麻10g，茜草15g，灵芝20g，骨碎补20g，当归5g，三七片5g，炙甘草10g。14剂，水煎服，日1剂。

2023年2月10日六诊：上述中药继续调治3个月，血小板逐渐恢复，近期稳定在100×10^9/L左右，血红蛋白提升至120g/L左右。患者无发热及出血，乏力不显，大便间或不爽，未诉其他特别不适，舌淡红，苔微黄，脉沉细。冬季受补，易人参为红参有益补气健脾，胶类有碍化痰，故易鳖甲胶为鹿角末，联合巴戟天、女贞子补益肝肾。

处方如下：黄芪20g，红参6g（另煎），女贞子15g，仙鹤草 20g，石菖蒲 10g，白芍 15g，鹿角末 1 包（5g，冲服），天麻 10g，茜草 15g，灵芝 20g，骨碎补 20g，当归 5g，三七片 5g，巴戟天 20g，炙甘草 10g。14 剂，水煎服，日 1 剂。

2023 年 6 月 16 日随诊，患者间断中药调治 1 年余，逐渐稳定了血小板，改善了贫血，消减了紫癜，即便"五一"国际劳动节期间感染了新冠病毒，血小板一度降至 43×10^9/L，新冠缓解后得以自行恢复，未行特殊西药干预，目前一直保持在 100×10^9/L 以上。

按语：该例老年继发性血小板减少性紫癜伴贫血，由于西医原因不明，诊断不清，又高龄老人，未接受西医升板治疗，初期间断输注机采血小板防治出血，对症处理 3 个月；其后转为门诊中医辨治为主，施以健脾益气、调补肝肾方药调治，扶助先后天之本，健脾益气生化气血，调补肝肾滋生精血，脾肾及肝得以调和养护，血小板逐渐提升，血红蛋白也逐渐恢复。

此例高龄老人继发性血小板减少性紫癜病证，尽管与前述紫癜类疾病之调肝扶脾基本治法有所区别，但在健脾益肾辨治中，兼顾了调肝治法，故获得良好效果。

案九

杨某，男，5 岁。初诊时间：2022 年 12 月 11 日。

病史：2022 年 8 月发现皮肤紫癜，就诊验血提示血小板减少，（20～30）$\times 10^9$/L，经查骨髓等，儿科医生考虑 ITP，予一线西药激素、丙球治疗，恢复欠佳，易于反复，之后家长要求减停激素后，血小板降至发病初始的（20～30）$\times 10^9$/L 水平，转来寻求中药调理。症见：少许下肢散在陈旧紫癜，无发热及明显活动性出血，口气较重，纳眠及二便可，舌淡红，苔微黄，脉弦细。

西医诊断：免疫性血小板减少性紫癜（儿童持续性）。

中医诊断：紫癜病。

治法：调肝扶脾。

处方：柴胡 3g，黄芩 9g，白芍 9g，桂枝 3g，炙黄芪 12g，麸炒白术 6g，肿节风 9g，穿山龙 12g，升麻 3g，茜草 9g，三七片 3g，山萸肉 6g，巴戟天 9g，木贼 9g，仙鹤草 12g，甘草 6g。共 20 剂，日 1 剂，水煎服。

2023 年 1 月 18 日二诊：中药介入辨治 4 周，定期复查血常规，血小板逐渐稳定并进而得以提升至（62～84）×10⁹/L，无发热及出血，乏力不显，活动如常，纳眠及二便均可，舌淡红，苔薄黄，脉弦细。上方基础上加当归养血，加黄精填精，促进和血升板。

处方如下：柴胡 3g，黄芩 9g，白芍 9g，桂枝 3g，炙黄芪 12g，麸炒白术 6g，穿山龙 12g，茜草 9g，三七片 3g，山萸肉 6g，巴戟天 9g，木贼 9g，仙鹤草 12g，当归 3g，黄精 9g，地锦草 12g，甘草 6g。共 20 剂，日 1 剂，水煎服。

2023 年 4 月 16 日三诊：孩子幼小，饮服汤药不太配合，家长改为断断续续调治了 3 个月，其间血小板时有波动，基本保持在 60×10⁹/L 左右，无感冒发热，易于出汗，活动尚可，余无特殊。舌淡红，苔微黄，脉弦细。就诊复查血常规，血小板计数 57×10⁹/L。上方加入灵芝、茯苓等菌类药味有益调节免疫，防范外感影响。鉴于儿童患者，适当减少剂量并嘱咐家长鼓励孩子，并煎煮中药加入生姜 3 小片、红枣 3 小个，改善口感，饮服之际加入适量红糖。

处方如下：柴胡 3g，黄芩 9g，白芍 9g，桂枝 3g，炙黄芪 9g，麸炒白术 6g，穿山龙 9g，茜草 9g，三七 3g，生地黄 9g，灵芝 9g，茯神 9g，仙鹤草 9g，当归 3g，黄精 9g，甘草 6g。共 20 剂，日 1 剂，水煎服。

2023 年 5 月 20 日四诊：孩子坚持日 1 剂中药饮服，血小板稳定并进一步升至 100×10⁹/L 以上，就诊复查时血小板计数 112×10⁹/L，临床无特殊不适，舌脉同前。继用上方维持调治。

2023 年 6～7 月连续 2 个月复查血小板，均保持在 100×10⁹/L 以上，大多维持在 110～120×10⁹/L，临床无特殊不适，7 月底停药观察，嘱咐防范诱因影响。

按语： 儿童患者，对于调肝扶脾和血中药反应良好，停服激素转为中药调治，首剂煎服 1 个月左右，血小板得以稳定并开始提升，之后辅以益肾养血药味，促进升板，辅以菌类药味，提升免疫力，防范外感诱因影响；其间由于孩子幼小，饮服中药不易配合，通过家长鼓励孩子，减少药味剂量，加入姜枣煎煮，辅以红糖饮食，孩子逐渐乐于接受，坚持服用 3 个月，血小板在稳定基础上得以恢复正常，病情获得缓解。

案十

林某，男，29 岁。初诊时间：2021 年 5 月 8 日。

病史： 2020 年 12 月初患者因反复腹痛入住当地医院，经治缓解；半个月后下肢紫癜，对称分布，反复发作，考虑过敏性紫癜，给予激素、抗过敏等处理后缓解，但反复发作，其后半年激素难以减撤，经人介绍向我寻求中医调治。刻下：患者双下肢密集紫癜，暗红色，对称分布，无明显腹痛及关节痛，尿检少许红细胞，小剂量激素（3 粒 qd）维持中，舌红，苔微黄，脉弦细略滑。

西医诊断： 过敏性紫癜（混合型，激素依赖，复发性）。

中医诊断： 紫癜风。

治法：调和肝脾，凉血活血。

处方：银柴胡 9g，五味子 6g，乌梅炭 15g，肿节风 15g，郁金 15g，赤芍 15g，牛膝 9g，茯神 15g，生地榆 15，黄芪 30g，炒白术 9g，太子参 12g，蒲公英 6g，水牛角 45g（先煎），甘草 9g。共 10 剂，水煎服，日 1 剂。

2021 年 5 月 27 日二诊：经过上述中药辨治半月余，紫癜未再加重，逐渐有所消减，激素开始减撤，1 周左右减为半粒，患者居家少许活动状态，无腹痛发作，嘱咐饮食熟食并清淡一些，除了吃点猪肉之外，其他动物类食品暂时不宜；舌淡红，苔微黄，脉弦细略滑。上方牛膝改川牛膝并加至 12g，再加三七片 9g、桂枝 9g 以活血祛瘀，促进消癜。

处方如下：银柴胡 9g，五味子 6g，乌梅 9g，肿节风 15g，郁金 15g，赤芍 15g，牡丹皮 9g，川牛膝 12g，生地榆 15，黄芪 15g，炒白术 9g，三七片 9g，水牛角 45g（先煎），甘草 15g。共 20 剂，水煎服，日 1 剂。

2021 年 6 月 25 日三诊：下肢紫癜明显消减，每天下地适当活动，无腹痛、关节痛及其他不适，饮食如常，二便尚可，舌淡红，苔微黄，脉弦细略滑；激素减为 0.5 粒 qd 维持，上方消减凉血药味，配伍三妙散 + 葛根升阳发散，消除湿热瘀毒，防治沉积下肢，有助于防止复发。

处方如下：银柴胡 9g，五味子 6g，乌梅 9g，肿节风 15g，郁金 15g，赤芍 15g，川牛膝 12g，黄芪 15g，炒白术 9g，三七片 9g，丹参 15g，炒苍术 9g，黄柏 9g，葛根 15g，甘草 15g。共 15 剂，水煎服，日 1 剂。

2021 年 7 月 15 日四诊：紫癜基本消除，患者恢复日常活动，偶有散在少许紫癜，余无特殊不适，舌脉同前；激素停服；中药辨治进入维持阶段，肿节风换防风，与白术、黄芪共奏玉屏风散固护卫外之效，防止复发，当归养血和血，以调和肝脾，促进和血，血归于经，无外溢紫癜之虑。

处方如下：银柴胡9g，五味子6g，乌梅9g，防风6g，郁金15g，川牛膝12g，桂枝9g，当归6g，黄芪15g，炒白术9g，三七片9g，丹参15g，炒苍术9g，黄柏9g，甘草15g。共15剂，水煎服，日1剂。

2021年8月16日五诊：上述方药继续调治巩固又1个月，紫癜未再反复，生活如常，纳眠及二便调和，舌淡红，苔微黄，脉弦细。暂停调和肝脾之过敏煎药味，予玉屏风散合桂枝汤加减，并加活血和血药味施治，以巩固维持，防止复发。

处方如下：黄芪15g，炒白术9g，防风6g，郁金15g，川牛膝12g，桂枝9g，当归6g，三七片9g，丹参15g，葛根15g，茯神12g，炒白芍12g，甘草15g。共15剂，水煎服，日1剂。

2021年9月5日六诊：线上复诊评估病情，经过3个月调治，紫癜消除，减停激素；又巩固1个月，紫癜全无，并无反复。予以停药观察，预防为主。其后1年半余，病情持续缓解，2023年8月1日电话随访，患者表达谢意后，说中药调治好了之后，即便遇到诱因影响未再复发，获得治愈。

按语：该患者罹患混合型过敏性紫癜，易于反复，激素依赖，持续半年未能缓解；中药介入辨治，始终贯穿调和肝脾治法，应用名医名方过敏煎合玉屏风散，加凉血活血药味施治，初始阶段，嘱咐患者居家休息，尽量卧床，减少活动，获得严重紫癜较快消除，逐渐减撤激素，并未明显复发；获得减除紫癜之后，逐渐加活血祛瘀药味，并配合三妙散施治，解除下肢湿瘀邪毒之缠绵沉积，加葛根促进升阳发散，从而获得消除紫癜、减撤激素、防止复发之效。

此类过敏性紫癜类疾病，防范诱因影响也是很重要的，再三嘱咐患者防范如感冒、劳累、刺激食物及药物等；一旦诱发，居家卧床，以便给肢体（尤其是下肢）血管减负至关重要，常常可以获得事半功倍的效果。

案十一

张某，男，11 岁。初诊时间：2019 年 6 月 15 日。

病史： 2017 年 4 月突发皮肤紫癜，以双下肢为主，对称分布，伴关节疼痛，无腹痛腹泻等，尿常规提示：尿隐血（++）、蛋白（++），儿科诊断为过敏性紫癜（混合型），经激素、抗过敏等处理后有所减缓，但易于反复，寻求中医治疗。刻下：双下肢散在紫癜、红疹，对称分布，少许瘙痒，暂无腹痛及关节疼痛，多次查尿常规都提示尿隐血及尿蛋白阳性，纳眠可，大便偏干，小便正常。舌略红，苔微黄，脉细稍数。

西医诊断： 过敏性紫癜（儿童混合型）。

中医诊断： 紫癜风。

治法： 疏风清热，凉血祛瘀。

处方： 银柴胡 10g，五味子 10g，乌梅 20g，防风 10g，肿节风 20g，黄芪 20g，麸炒白术 10g，太子参 15g，蒲公英 10g，牛膝 15g，苍术 10g，卷柏 20g，煅牡蛎 30g（先煎），甘草 10g，赤芍 20g。共 14 剂，每日 1 剂，水煎服，并嘱积极防范，避免感冒，饮食清淡，卧床休息。

2019 年 7 月 2 日二诊：下肢紫癜明显消散，未见新发，尿隐血（+），尿蛋白阴性，余无特殊，舌略红，苔微黄稍腻，脉弦细。前方去太子参、蒲公英，加牡丹皮 10g，生地黄、麦冬各20g。共20剂，煎服法同前。

2019年8月5日三诊：下肢紫癜不显，尿隐血及蛋白均为阴性，二诊方药继服半个月后停药。随访至2020年5月，紫癜未再反复。

按语： 过敏性紫癜儿童高发，易于反复，变化多端，符合风邪致病特点，予祛风、抗过敏著名验方过敏煎合经典名方玉屏风散施治，在此基础上，因下肢持续多发紫癜，久病及肾，配合清利下焦湿热之二妙散加减。瘀热内蕴，易于耗伤气阴，二诊加用生地黄、麦冬益气养阴清热。紫癜密集者加紫草、水牛角、牡丹皮凉血解毒；腹痛者联合四逆散加减，调畅气机；尿隐血、尿蛋白阳性者加小蓟、白茅根清热凉血等。此外，需注意急性发作期要卧床休息，饮食清淡，避免感冒，防范诱因。

案十二

李某，女，66岁。初诊时间：2019年11月25日。

病史： 患者4年前开始出现双下肢紫癜且明显，呈斑块状，无其他出血症状，西医考虑为色素性紫癜，外涂激素软膏可以消减，但易于反复，影响生活质量。刻下：双下肢及足背部散在紫癜、瘀斑，色淡略紫暗，未高出皮肤，伴有少许瘙痒不适，睡眠欠佳，口干咽痒，纳可，二便可。舌略暗红，苔微黄，脉沉细。

西医诊断： 色素性紫癜。

中医诊断： 紫癜病。

治法： 补益肝肾，活血散瘀，兼清郁热。

处方： 桂枝10g，赤芍10g，牡丹皮15g，柴胡10g，黄芩10g，郁金20g，蝉蜕5g，僵蚕10g，熟大黄3g，白术10g，茯神 20g，三七 10g，防风 10g，黄芪 20g，牛膝 20g，甘草 20g。共 14 剂，每日 1 剂，水煎早晚分服。

2019 年 12 月 16 日二诊：双下肢紫癜较前明显减少，颜色变淡，未见新发紫癜，睡眠改善，余无特殊。舌略暗红，苔薄黄，脉弦细。初诊方改防风为肿节风 15g，改茯神为茯苓 20g，加用墨旱莲、女贞子各 20g。共 14 剂，煎服法同前，并嘱患者用药渣热敷紫癜局部。

2020 年 1 月 5 日三诊：下肢紫癜不显，肤痒、口干症状消失，继予二诊方 7 剂后停药观察。随访至 2020 年 9 月，紫癜未再反复，疗效甚佳。

按语：色素性紫癜相对少见，但常因其难以消退影响美观和生活质量。该患者为中老年女性，下肢反复紫癜，瘀血阻络，皮肤失养，肤色暗淡，少许瘙痒；瘀血郁久化热，虚热上炎，口干、寐差，舌脉亦为郁热表现。故予桂枝茯苓丸活血散瘀，升降散兼清郁热，酌加凉血益肾药味，取得佳效。其中，墨旱莲、女贞子是经典名方二至丸，常用于中老年患者以滋补肝肾。腰膝酸软者，酌加牛膝，既补益肝肾、强筋骨，又逐瘀通经、引血下行。临床上常嘱咐患者用中药药渣局部热敷，这样可以内外兼治，温经通脉，促进紫癜消退。

科学研究

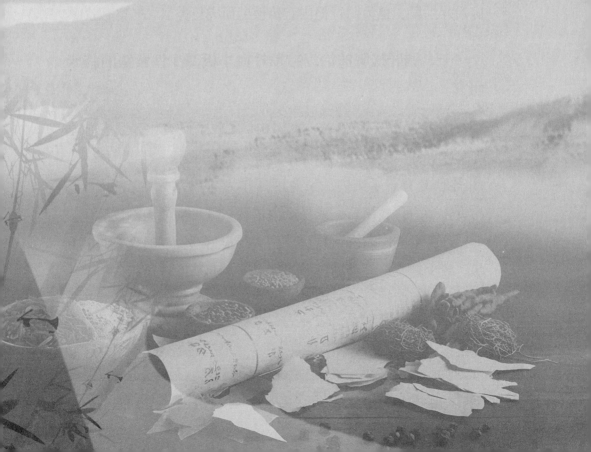

　　我自 2004 年开始担任硕士研究生导师，已先后指导培养出 23 名学生，分布各地从事临床工作。他们在读研期间围绕代表性紫癜疾病之 ITP 进行了多角度、各层级的临床观察研究，体现了不同阶段对 ITP 的关注与探究，主要在于长期中医辨治 ITP 的学术沉淀、经验积累，通过回顾梳理呈现给读者，希望加深对我治疗 ITP 经验的了解，同时增强中医治疗 ITP 的信心。

　　此处共整理出 12 个有关紫癜的研究课题，紧密结合 ITP 辨治的中医临床实践，从多角度研究调肝扶脾经验方的临床疗效，如关注激素依赖，乏力、出血等症状，ITP 外治法探索，药物难治性 ITP 的中医干预策略，以及临床验方整理和数据挖掘等，内容丰富，不断发挥中医药在 ITP 辨治中的作用，尽力去挖掘中医药在本病治疗中的潜力，为患者提供更加优质的中医治疗手段，也为同行提供有价值的研究思路。

一、调肝扶脾法治疗特发性血小板减少性紫癜的临床研究

　　作者简介：苏冬青，女，2010 届硕士研究生，目前旅居加拿大，从事中医健康养护工作。

　　【研究背景】国内激素及丙球作为 ITP 一线治疗，或价格昂贵，多为急救用药，或易产生依赖，且长期使用不良反应显著，严重影响患者生活质量。据文献报道，中医治疗有改善症状、减少复发、无毒副反应等优点，与西药配合治疗优于单一疗法，中西医结合治疗取长补短，增效减毒。肝藏血、脾统血功能失司，乃出血主要病机。李达教授经实践总结的调肝扶脾法辨治经验方怡癜饮疗效显著。

【研究目的】评价怡癜饮治疗 ITP 的疗效，旨在提高 ITP 临床疗效，降低复发率，缓解临床症状。

【研究方法】收集 2007 年 6 月至 2010 年 1 月广东省中医院李达教授门诊符合中医、西医诊断标准的 ITP 患者，共 61 例，均予怡癜饮加减口服。初始口服激素患者，继服原量激素并逐渐减量至停药；部分因不耐受激素而停服者，单纯中药治疗。

观察时间为 2 ～ 33 个月，对比治疗前后血小板计数、中医证候变化及激素产生的不良反应，统计激素减撤后的反跳率，并与现有文献中的西药疗效做对照。

【研究结果】

1. 临床疗效评价　治疗后，治疗组患者血小板计数由治疗前（25.25 ± 18.27）$\times 10^9$/L，升至（116.59 ± 73.44）$\times 10^9$/L，有显著性差异（$P<0.05$），其中基本治愈 4 例，显效 25 例，良效 20 例，进步 9 例，无效 3 例，总有效率为 95.1%。初发及复发患者，血小板升至正常并保持稳定；激素依赖患者，逐渐减停激素同时保持血小板稳定上升，两者前后对比有显著性差异（$P<0.05$）。

2. 中医证候疗效评估　治疗后，患者证候积分较前明显减少，出血症状均好转，前后对比有差异（$P<0.05$）。

3. 激素不良反应的变化及激素减撤反跳率　本研究激素治疗患者有 54 例，初治患者产生激素不良反应占 10% ～ 20%，主要表现为轻度满月脸；非初治患者激素不良反应，表现为满月脸、痤疮、精神兴奋等，治疗后明显减轻（$P<0.05$）。激素减撤过程发生反跳的有 11 例，反跳率为 20.3%。

【研究结论】运用调肝扶脾法治疗 ITP，可稳定提高血小板计数，尤其对临床中产生激素依赖及并发明显不良反应者有效，能进一步减轻患者出血等症状，改善患者生活质量，从而为临床激素依赖及难治性 ITP 患者提供新的解决途径。

二、激素依赖性特发性血小板减少性紫癜中医证型分布规律研究

作者简介：陈瑶，女，2011 届硕士研究生，目前在广东省中医院血液科工作，长期从事常见血液系统疾病的中西医防治工作，李达教授学术经验传承弟子之一。

【研究背景】目前糖皮质激素是治疗 ITP 的首选药物，但尚未很好解决激素依赖问题。中医多从肾虚立论，主要在于消减由于依赖所带来的不良反应，但本病的激素减撤、稳定血小板计数等相关中医文献稀少。因此，对中医演变规律和证候的分布情况进行分析，并在辨病与辨证论治的思想指导下遣方用药，是中医药介入激素依赖性 ITP 治疗的重要部分。

【研究目的】探讨激素依赖性 ITP 中医证候规律及激素依赖与中医证候变化之间关系。

【研究方法】对广东省中医院血液科门诊或住院部符合激素依赖性 ITP 诊断的病例进行分析，填写证候信息采集表，建立数据库进行统计分析。探讨激素依赖性 ITP 中医证型分布规律，分析激素依赖与中医证型之间关系。

【研究结果】共收集病例 100 例，其中男性 26 例，女性 74 例，平均年龄 37.41 岁，中位年龄为 32 岁。中医证候方面，共聚类出肝阴虚证、肝阴虚化火证、肝郁气滞证、脾气虚证、脾阳不足证、肾阴虚证、血瘀证、风湿袭表证等。其中 85% 的病例聚类出脾气虚证候，70% 为肝阴虚证，66% 为血瘀证，15% 为肾阴虚，11% 为肝郁气滞证、风湿袭表证，8% 为肝阴

虚化火证。

【研究结论】虚证类证候包括肝阴虚、脾气虚、肾阴虚，其演变规律和激素应用及减撤相关。中医认为激素乃助阳之品，长期应用易导致阴虚、气阴两虚；随着激素减撤，逐渐演变成脾阳不足证。提示激素依赖性ITP患者在激素减撤过程中，应预见性地关注可能出现肾阳不足的证候而提前干预。

实证类证候主要包括瘀、湿、气滞、血热，其中聚类出的血瘀证结果比例高，符合文献研究中ITP治疗经验对血瘀证贯穿始终的陈述。湿邪的致病特点与激素依赖性ITP病程特点一致，且岭南地区气候多湿，应重视治湿之法的应用。血热证是在阴虚证基础上发展而来的，提示治疗上不能一味地追求凉血药物的应用，需兼顾治疗后所带来虚证的存在。四大类别的聚类结果中，都出现情绪低沉、善太息，乳房、两胁胀闷不适等症状，提示本病好发于育龄期女性，容易产生情绪波动，导致肝郁气滞的证候。

三、柴胡类方干预血小板减少性紫癜激素依赖机制初探

作者简介：陈丹涛，女，2013届硕士研究生，现于深圳市龙岗区从事健康管理工作。

【研究背景】成人ITP激素依赖问题严重影响着患者的生活质量。中医改善ITP激素依赖和激素相关不良反应的研究尚不充分，且部分慢性紫癜患者处于焦虑、抑郁状态，未能引起足够重视。李达教授以柴胡类方从调肝扶脾论治激素依赖性ITP，对于激素依赖和情绪改善均有良效，值得研究。

【研究目的】评价柴胡类方（怡癜饮）对于激素依赖性

ITP 患者的临床疗效，探讨其可能存在的中西医干预位点及与情志方面的关系。

【研究方法】广东省中医院门诊或住院部符合激素依赖的 ITP 37 例患者纳入随访，分为怡癜饮组和该病二线治疗组，前者 20 例，后者 17 例，以队列观察形式进行研究，通过汉密顿焦虑量表（HAMA）及汉密顿抑郁量表（HAMD）量化评价患者焦虑、抑郁状态，并完善血常规、T 淋巴细胞亚群、血皮质醇等检测，填写病例报告表，建立数据库统计分析。

【研究结果】共纳入 37 例患者，男性 8 例，女性 29 例，女性患者中育龄期占 79%，平均年龄 34.59 岁，中位年龄为 30 岁。平均病程为 47.24 个月，其中持续性 ITP 患者 14 例，慢性 ITP 患者 23 例，21 例完成 3 个月或以上临床随访。

1. 37 例患者中，15 例可能存在焦虑，1 例肯定存在焦虑，分别占 40.54%、2.70%，非激素依赖患者未发现类似现象。中医辨证属实证患者 HAMA 积分高于虚证；虚证患者 HAMD 积分高于实证；慢性 ITP 患者，HAMD 积分明显较病程短者高。

2. 治疗前激素依赖及非激素依赖 ITP 患者 T 淋巴细胞亚群检测，各比例均有显著异常，但差异无统计学意义。而经柴胡类方（怡癜饮）治疗后，激素依赖 ITP 患者 T 淋巴亚群相对趋于正常参考区间分布，界外值和极值减少。

3. 治疗前 30 名激素依赖 ITP 患者中，16 名患者自体糖皮质激素水平存在异常，占 53.33%，与性别、年龄无明显相关。皮质醇水平异常者较皮质醇水平正常者血小板波动度大。血小板基础水平、激素依赖量及证型与血皮质醇水平未见明显相关性。皮质醇水平异常患者，HAMA 表积分显著高于其正常患者，HAMD 表积分未见明显差异。

4.怡癜饮组的中医证候疗效明显优于二线治疗组，临床疗效两组间未见明显差异。怡癜饮组改善患者焦虑、抑郁症状效果优于二线治疗组。

【研究结论】本病好发于育龄期女性，容易产生情绪波动，精神情志因素导致的肝郁症状临床常见。基于中医肝、脾与西医学对神经－内分泌－免疫网络关系的认识，柴胡类方对肝、脾的调和作用，不仅有助于解决患者的情志障碍，同时对本病的证候疗效也有显著提高。其中，超过半数激素依赖 ITP 患者血皮质醇存在异常，可能与发病相关。另外，柴胡类方对免疫重要指标 T 淋巴细胞亚群的调节，与是否激素依赖并不相关。

四、怡癜饮治疗激素依赖性免疫性血小板减少症的临床研究

作者简介：王青青，女，2013 届硕士研究生，现工作于江西省萍乡市第二人民医院。

【研究目的】针对 ITP 激素治疗而逐渐呈现的药物依赖，激素不良反应明显影响着患者的生活质量之临床难题，在临床回顾性研究基础上，拟探讨调肝扶脾法克服 ITP 激素依赖的临床研究，旨在评估怡癜饮介入激素依赖性 ITP 的病例的临床价值。

【研究方法】本研究通过前瞻性动态队列研究 2012 年 2 月至 2013 年 3 月广东省中医院血液科门诊及住院部诊断为激素依赖性 ITP 的病例，其中共收集中医干预队列 31 例（试验组）、西医干预队列 20 例（对照组），通过比较治疗后血小板计数、出血症状积分、激素不良反应积分、激素减撤率等指标，评估怡癜饮克服激素依赖的临床疗效及其消减激素不良反应的

作用。

【研究结果】

1. 两种干预方案初期有效率均大于 90%，但两组比较仍有一定差异（第 8 周，$P<0.05$），试验组完全反应率高于对照组，提示怡癜饮在治疗初期疗效较西药有一定的优势；虽出血症状改善情况及血小板计数同期比较差异无统计学意义，但整个激素减撤过程中血小板均较对照组高，肯定了怡癜饮的临床疗效。

2. 治疗第 3 个月两组激素不良反应改善情况比较，试验组显效率 76.5%，总有效率 94.1%，对照组显效率 55.6%，总有效率 77.8%（$P>0.05$），两组比较无显著差异。但两组组内比较，怡癜饮在改善激素不良反应较对照组早，仍有一定优势。

3. 两组比较，治疗过程中激素减撤情况无显著性差异，但试验组减撤速度在前 3 个月较西医组稍快；在激素减撤后期，对照组出现因血小板下降激素加量的情况，而试验组在整个干预过程中病情更稳定。试验组减撤所需时间最短为 3 个月，最长为 12 个月，对照组最短时间为 2 个月，最长为 6 个月（$P<0.05$），对照组较中医组短，有统计学差异；但试验组减撤率为 90.32%，成功减撤激素 23 例，对照组减撤率为 45.0%，成功减撤激素 9 例（$P<0.05$），明显高于对照组，且中药辅助减撤激素较西药稳定。

4. 两组感冒情况比较，试验组抵抗病毒性感冒明显优于对照组，具有临床意义。

【研究结论】怡癜饮能稳定出血症状，提升血小板，防止出血，能帮助大部分患者成功减撤激素，消减激素不良反应，并在一定程度上改善患者免疫力，是治疗激素依赖性 ITP 安全而有效的中药处方。

五、免疫性血小板减少症患者疲劳与血小板计数相关性研究

作者简介：曹远芳，女，2014届硕士研究生，现工作于江西省九江市第一人民医院中医科。

【研究目的】通过对 ITP 患者疲劳状况及血小板计数的调查，评价 ITP 患者疲劳状况及影响因素，探讨 ITP 患者疲劳状况和血小板计数的相关性，为本病的中西医结合治疗、疗效及预后评价提供一定的科学依据。

【研究方法】采用横断面研究方法，采集自 2013 年 8 月至 2013 年 12 月广东省中医院血液科门诊治疗的 120 例 ITP 患者的基本资料，运用疲劳评定量表（FAI）并参照《中药新药临床研究指导原则（试行）》制定的紫癜中医证候表对研究对象进行调查，建立数据库进行统计分析。

【研究结果】

1. ITP 患者疲劳状况 103 例（85.83%）ITP 患者存在不同程度的疲劳：36 例（30.00%）轻度疲劳，53 例（44.17%）中度疲劳，14 例（11.67%）重度疲劳。与 120 例健康人相比，ITP 患者 4 个疲劳因子分值升高，差异有统计学意义（$P<0.01$）。

2. ITP 患者疲劳状况的影响因素 经单因素分析，疲劳与年龄、出血、中医证型、血小板计数有关，与性别、使用激素、西医分型无关。

3. ITP 患者疲劳状况与血小板计数的相关性 ITP 患者的血小板计数与疲劳总分及 4 个因子负相关：疲劳总分和血小板

计数的线性相关系数为 −0.880，决定系数 R²=0.775，回归方程 Y=172.865−0.413X（P<0.01）；疲劳总分及 4 个因子在血小板计数 <30×10⁹/L、（30 ～ 49）×10⁹/L、（50 ～ 99）×10⁹/L、≥ 100×10⁹/L 四组内的两两组间比较均有差异（P<0.05），更高的血小板计数伴随更低的疲劳得分。

【研究结论】ITP 患者疲劳发生率较高，多数处于中度水平。更高的血小板计数伴随更低的疲劳得分，随着血小板计数水平的提高，一方面患者身体功能逐渐恢复，另一方面扩大了体力活动范围，促进了社会交往和情感表达，愉悦了身心，在改善器官功能及心理状态的基础上，改善了患者的疲劳状态。随着疲劳感的减轻，患者的心理、生理功能逐渐改善，进一步提高了其血小板计数水平，形成良性循环。研究结果对疗效的评价有一定的参考价值。

六、ITP-BAT 评估调肝扶脾法防治成人 CITP 出血的临床研究

作者简介：武彦琴，女，2017 届硕士研究生，现于昆明市中医院血液肿瘤科工作。

【研究目的】成人原发免疫性血小板减少症，多数容易形成慢性状态，出血是其主要临床表现。本研究利用 ITP-BAT 量表评估调肝扶脾之怡癜饮防治成人 CITP 出血的临床疗效，并采用普通血栓弹力图评估治疗前后血小板功能改善情况，为调肝扶脾法防治成人 CITP 出血提供依据。

【研究方法】采用非随机对照研究，收集 2015 年 5 月至 2015 年 12 月广东省中医院血液科门诊符合成人 CITP 的患者 60 例，其中治疗组 33 例，在维持剂量（0 ～ 15mg/d）激

素治疗基础上给予怡癜饮加减；对照组27例，在维持剂量（0～15mg/d）激素治疗基础上给予1/10剂量的怡癜饮作为安慰剂治疗；观察时间为2个月，比较出血分级、出血积分及出血部位、血栓弹力图（主要为MA值）、血小板计数的变化等指标。

【研究结果】

1. 一般情况比较

（1）治疗前出血情况。皮肤出血43次（54.43%），黏膜出血15次（18.99%），器官出血21次（26.58%，主要为月经偏多），表明纳入的CITP患者以皮肤出血为主。两组中无出血、大量出血及严重出血均为0例。治疗组中轻度出血为33例（100%），中度出血为0例（0%）；对照组中轻度出血为25例（92.59%），中度出血为2例（7.41%），表明纳入的CITP患者均以轻度出血为主。

（2）出血分级与性别、年龄、病程、血小板计数及激素用量比较，差异无统计学意义（$P>0.05$）。

2. 治疗前后血小板计数比较

（1）组内比较　治疗组治疗前平均血小板计数为（31.36±13.68）×10^9/L，治疗后为（35.37±9.21）×10^9/L，治疗前后血小板计数差异有统计学意义（$P<0.05$），治疗后血小板计数高于治疗前。对照组治疗前平均血小板计数为（25.59±12.89）×10^9/L，治疗后为（25.95±8.57）×10^9/L，治疗前后血小板计数差异无统计学意义（$P>0.05$）。

（2）组间比较　两组治疗前血小板计数差异无统计学意义（$P>0.05$），治疗后差异有统计学意义（$P<0.05$），治疗组高于对照组。

3. 治疗前后出血情况比较　出血分级方面，治疗组轻度出血比例下降，无出血比例升高；对照组轻度出血比例先降后升，无出血比例先升后降，中度出血比例无明显变化；治疗组无出血发生率呈上升趋势，对照组则先升后降。两组患者治疗前出血分级差异无统计学意义（$P>0.05$），治疗后出血分级变化在不同血小板计数分层下比较，差异均有统计学意义（均为 $P<0.05$），治疗组无出血比例高而轻度出血比例低。出血部位方面，治疗组皮肤黏膜及器官出血频次呈下降趋势，其中皮肤出血下降幅度最明显；对照组整体亦呈下降趋势，但皮肤和黏膜出血频次先降后升；两组患者出血频次比较，治疗组呈下降趋势，对照组先降后升，表明中药干预后患者出血频次比维持量激素下降明显且稳定。出血积分比较，两组治疗前皮肤黏膜及器官出血积分差异无统计学意义（$P>0.05$），治疗后出血积分存在差异（$P<0.05$），治疗组治疗后出血积分低于对照组（皮肤优于器官、优于黏膜）。组内比较得出，治疗组治疗前后在改善皮肤黏膜及器官出血积分方面有统计学意义（$P<0.05$），对照组仅在改善皮肤出血积分方面有统计学意义（$P<0.05$）。

4. 血小板功能方面　比较治疗组中 9 名患者治疗前后血栓弹力图（主要为 MA 值）变化情况，得出 $P>0.05$，表明怡癜饮干预前后血小板功能变化无显著差异，考虑可能受样本量偏少或观察时间较短等因素影响。

5. 不良反应发生率方面　两组患者治疗过程中无明显肝肾功能、二便常规及心电图异常等不良反应发生。

【研究结论】调肝扶脾之怡癜饮治疗成人 CITP，可改善出血分级，减少出血发生，对皮肤黏膜及器官出血积分有不同程度的改善（皮肤优于器官、优于黏膜）；在一定程度上提升了血小板的数量，但对血小板功能的改善因受样本量及观察时间等影响未见明显优势。

七、ITP-BAT 评估成人 ITP 出血风险及其与中医证型相关研究

作者简介：蒋群，女，2017 届硕士研究生，现于广州市中医院血液科工作，擅长常见血液系统疾病的中西医结合治疗，承担调肝扶脾法辨治紫癜的临床与基础课题研究。

【研究目的】出血为成人免疫性血小板减少症主要临床表现之一，显著影响生活质量。本研究利用 ITP-BAT 量表评估成人 ITP 患者的出血风险，初步探讨出血风险相关因素；研究出血风险与中医证型的相关分布情况，为中医辨证分型提供客观依据，以期在一定程度上指导中医辨证加减用药。

【研究方法】本研究采用横断面调查研究，纳入 2016 年 6 月至 2017 年 1 月广东省中医院血液科门诊治疗的 132 例成人 ITP 患者，收集一般资料、ITP-BAT 量表资料、紫癜病中医证型表资料，观察其出血风险分布情况及影响出血风险的部分相关因素，研究出血风险与各中医证型的相关分布情况。

【研究结果】

1. 出血情况　轻度出血（43.9%）＞无出血（40.2%）＞中度出血（12.9%）＞大量出血（1.5%）＝严重出血（1.5%）。其中，皮肤出血为 59.6%；黏膜出血为 23.9%；器官出血为 16.5%。高分的口腔黏膜出血伴发于高分的皮肤出血患者中。育龄女性月经量多，结膜出血较少，未见消化道及颅内出血。

2. 出血风险相关因素研究　比较不同年龄、性别、用药史

（激素、二线治疗、切脾）患者的出血风险，显示差异均无统计学意义（$P>0.05$）。分别比较贫血情况、不同血小板计数组、不同西医分型组的出血风险，差异均有统计学意义（$P<0.05$）。大量及严重出血主要分布在血小板 $<20×10^9/L$ 区间，轻中度出血在血小板 $<30×10^9/L$ 与（$30 \sim 50$）$×10^9/L$ 中的比例约为 2.57 ∶ 1。大量及严重出血主要分布在慢性 ITP 与重症 ITP。

3. 出血风险与中医证型分布研究 本资料显示中医证型分布为：气不摄血证（53.8%）＞阴虚血热证（38.6%）＞血热妄行证（7.6%）。出血风险在不同中医证型中的分布：血热妄行证中出血率达 80%，主要为轻中度出血，未发现大量及严重出血；气不摄血证出血率为 49.3%，可见大量及严重出血；阴虚血热证出血率达 70.6%，主要为轻中度出血。不同中医证型的出血风险分布比较，显示差异有统计学意义（$P<0.05$）。

【研究结论】在临床上可以应用 ITP-BAT 量表评估成人 ITP 出血风险，各出血风险在不同中医证型分布中存在部分差异，为中医辨证分型提供部分客观依据，能够在一定程度上对中医辨证施治加减用药起到指导作用。

八、青黛四黄散敷脾治疗成人慢性原发免疫性血小板减少症的临床初探

作者简介：温楚楚，女，2020 届硕士研究生。现就职于深圳中西医结合医院，从事中医、中西医结合临床工作。

【研究目的】观察青黛四黄散敷脾对成人 CITP 患者血小板计数水平、出血症状及中医症状的影响，客观评价青黛四黄散敷脾治疗成人 CITP 的临床疗效，为 CITP 治疗提供新的治疗方法。

【研究方法】本研究采用随机对照试验，于 2019 年 11 月至 2020 年 1 月期间，在广东省中医院血液科门诊收集了 49 例明确诊断为成人慢性免疫性血小板减少症（CITP）的患者。这些患者被分为研究组和对照组。其中，研究组包含 23 例患者，他们在接受怡癜饮和维持剂量（0～15mg/d）激素治疗的基础上，额外给予了青黛四黄散敷脾治疗，每次敷药时间为 6～8 小时，每日一次，连续治疗 4 周，并在治疗结束后的第 2 周进行了随访。对照组则包含 22 例患者，他们仅接受怡癜饮和维持剂量（0～15mg/d）激素治疗。为了评估青黛四黄散敷脾治疗 CITP 的疗效，我们比较了两组患者血小板计数水平的变化、中医证候等级评分及 2016 版 ITP 出血评分的变化。在治疗前和治疗后，两组患者都需要接受中医证候评分和 2016 版 ITP 出血评分。同时，在治疗开始前及治疗的第 1 周、第 2 周、第 3 周、第 4 周，都需要检查血常规并记录血小板计数水平。治疗结束后两周的随访中，两组患者也需检查血常规并记录血小板计数。

【研究结果】治疗前后，两组患者的血小板计数、中医证候评分、出血评分及激素使用量等基线资料比较得出差异无统计学意义（$P>0.05$）。

1. 治疗前后血小板计数变化比较

（1）组内比较　研究组在治疗前的中位血小板计数为 $29×10^9/L$，治疗后为 $40×10^9/L$，治疗前后差异具有统计学意义（$P<0.05$），治疗后血小板计数较治疗前升高。而对照组治疗前的血小板计数平均值为（$38.23±12.66$）$×10^9/L$，治疗后为（$45.32±16.81$）$×10^9/L$，治疗前后的血小板计数差异无统计学意义（$P>0.05$）。

（2）组间比较 两组治疗前的血小板计数差异无统计学意义（$P>0.05$），治疗后的血小板计数差异亦无统计学意义（$P>0.05$）。随访时，研究组血小板计数为 39（30，70）$\times 10^9$/L（数据非正态分布，采用秩和检验），对照组血小板计数平均值为（43.14±18.93）$\times 10^9$/L，组间比较得出差异无统计学意义（$P>0.05$）。研究组组内比较差异有统计学意义（$P<0.05$），对照组组内比较差异无统计学意义（$P>0.05$）。

2. 治疗前后中医证候比较

（1）组内比较 研究组在治疗前中医证候评分6（5，9）分，治疗后为3（3，5）分，治疗前后差异有统计学意义（$P<0.05$）。对照组在治疗前中医证候评分平均值为（5.27±2.334）分，治疗后为（4.55±1.993）分，治疗前后差异有统计学意义（$P<0.05$）。

（2）组间比较 治疗后两组中医疗效相比有显著差异（$P<0.05$），治疗后两组证候评分均下降，研究组总有效率为73.9%，对照组总有效率为18.2%。

3. 治疗前后两组主要临床单项症状比较 治疗前后研究组紫癜、神疲乏力、面色苍白症状改善与对照组有显著差异（$P<0.05$）。研究组紫癜改善有效率为68.42%，神疲乏力改善有效率为42.86%，面色苍白改善有效率为62.5%；对照组紫癜改善有效率为6.67%，神疲乏力改善有效率为10%，面色苍白改善有效率为16.67%。

4. 治疗前后两组出血症状疗效比较

（1）组内比较 研究组在治疗前出血评分为2（2，2）分，治疗后为1（1，2）分，治疗前后差异有统计学意义（$P<0.05$），治疗后评分降低。对照组在治疗前出血评分为2

（1，6）分，治疗后为 2（1，4.25）分，治疗前后差异无统计学意义（$P>0.05$）。

（2）组间比较　两组治疗前后出血评分量表疗效比较有显著性差异（$P<0.05$），治疗后两组出血评分均下降，研究组有效率为 52.2%，对照组有效率为 13.6%。

5.治疗前后西医疗效判定比较　两组患者不同时间点根据血小板数值变化进行疗效判定比较，得出两组疗效在第 2 周、第 4 周、第 6 周比较差异均无统计学意义（$P>0.05$），在第 2 周、第 4 周、第 6 周研究组有效率分别为 21.7%、26%、30.4%，对照组分别为 9.1%、9.1%、13.6%。

【研究结论】

1.青黛四黄散敷脾治疗成人 CITP，可以改善患者中医证候，尤其在紫癜、神疲乏力、面色苍白的改善上较为明显，并且可以改善患者出血症状，在一定程度上稳定和提升血小板计数。

2.青黛四黄散敷脾操作安全，不良反应小，且可重复性强。通过使用自制敷药带进行敷脾，操作简便，药液不易渗出，同时减少了胶带使用对皮肤造成的不适感。这种敷药带还具有可重复利用的特点，经过进一步改良后，有望得到更广泛的推广和应用。

九、调肝扶脾法辨治药物难治性原发免疫性血小板减少症临床观察

作者简介：苏浩杰，男，2021 届硕士研究生，长期跟随李达教授传承中医辨治血液病经验，目前在读博士。

【研究背景】临床观察发现，随着治疗药物的不断发展和

丰富，ITP 患者的总体疗效得到了不断提升。然而，经历多线治疗后呈现难治性的患者数量也在逐渐增加。在这一背景下，中医调治的优势逐渐凸显。基于这一观察，在导师的指导下，我们进行了调肝扶脾法辨治药物难治性 ITP 的临床观察性研究。

【研究目的】通过观察调肝扶脾法辨治药物难治性 ITP 的效果，我们对比了治疗前后患者的血小板计数、出血评分、ITP 患者生活质量评分（patient assessment questionnaire，ITP-PAQ）及中医症状积分的变化，以初步评价其临床疗效。

【研究方法】采用描述性研究方法，将 2020 年 6 月至 2020 年 12 月广东省中医院血液科门诊符合药物难治性 ITP 标准患者纳入研究并随访，均辨病予调肝扶脾基本方药，同时辨证加减，观察随访两个月。对比治疗前后血小板计数、出血评分、ITP-PAQ、中医症状积分等指标变化，进行客观、综合分析评价。

【研究结果】本次研究共纳入 38 例符合标准患者，随访中脱落并剔除 3 例，可供统计分析 35 例。其中，男 11 例，女 24 例；年龄 15 ～ 66 岁，平均年龄（37.17±13.26）岁；病程最短 1 个月，最长 22 年，平均（41.94±63.10）个月。ITP 分期：新诊断 ITP 7 例，持续性 ITP 7 例，慢性 ITP 21 例。曾经用药情况：最少 2 种，最多 10 种，平均经过（3.89±2.22）种药物治疗。中医证型：阴虚血热型 11 例，气不摄血型 8 例，脾肾两虚型 16 例，无瘀血内阻型（纳入 1 例，随访中脱落）。

治疗前后对比，西医疗效（血小板计数）：完全有效 8 例，部分有效 2 例，有效病例共 10 例，总有效率为 28.57%，无效或改善不明显者 25 例。出血评分治疗后较治疗前下降，差异具有统计学意义（*P*<0.05）；ITP-PAQ 治疗后较治疗前升高，差异具有统计学意义（*P*<0.05）。中医疗效（症状积分）：有效共 25 例，占 71.5%，其中显效 3 例，部分有效 22 例，无效或改善不明显者 10 例。

【研究结论】调肝扶脾法辨治药物难治性 ITP 中医疗效明显，可有效缓解虚劳症状，一定程度稳定并提升血小板数值，呈现"先稳症后升血"特点，可明确减少皮肤黏膜出血症状，有助于缓解精神焦虑、抑郁状态，提升患者生活质量。

十、基于数据挖掘分析李达教授辨治原发免疫性血小板减少症的用药规律

作者简介：廖君，女，2022 届硕士研究生。

【研究目的】对李达教授中医辨治原发免疫性血小板减少症有效医案进行总结和挖掘，从而分析其用药特点和组方规律。

【研究方法】本课题采用取回顾性研究方法，选取 2019 年 1 月至 2021 年 5 月在广东省中医院李达教授门诊的确诊为 ITP 的患者，根据纳入及排除标准进行筛选采集，通过 Excel 2020 工作表对数据进行规范化，并在中医传承辅助软件平台（V2.5）建立"李达教授辨治原发免疫性血小板减少症的医案数据库"，再采用其频数统计、关联规则、复杂系统聚类、层次聚类等数据挖掘方法分析其用药规律。

【研究结果】共纳入患者 38 例，累计 307 诊次，有效处方共 307 首。通过频数统计分析发现，中药共 78 味，药物总频次为 4276 次，依照频数高低排序，使用频率 25% 以上的药物依次为黄芪、白芍、黄芩、桂枝、茯神、甘草、柴胡、白

术、补骨脂、女贞子、灵芝、地黄、肿节风、猪苓、升麻、仙鹤草、穿山龙。对药物四气、五味、归经进行频数统计，发现四气中以寒性（35%）、温性（31%）、平性（27%）占比最多；五味以甘味（39%）、苦味（34%）占比最多；归经依次为脾经（19.55%）、肝经（15.3%）、肺经（14.67%）、心经（12.3%）、肾经（10.77%）、胃经（10.58%）。中药经分类后发现，补虚药（36%）占比最多，其次是解表药（17%）、清热药（15%）、安神药（10%）。经关联规则分析后得出核心处方：黄芪、白芍、黄芩、桂枝、茯神、柴胡、甘草。经聚类分析挖掘出5首新处方：①天麻、猪苓、灵芝、远志。②天麻、升麻、葛根、石菖蒲。③黄芩、桂枝、柴胡、银柴胡、鹿角。④黄精、砂仁、木香、枳壳。⑤山萸肉、女贞子、肿节风、穿山龙。

【研究结论】通过挖掘李达教授辨治原发免疫性血小板减少症的用药经验，得出李达教授用药上寒温并用，五脏相关，肝脾为主，治以调补为主，调补五脏，平和寒温。

十一、"调肝扶脾"法介入艾曲泊帕治疗 ITP 增效的临床初探

作者简介：刘巧萍，女，2022 届硕士研究生。

【研究目的】通过观察调肝扶脾法介入艾曲泊帕治疗 ITP 患者，探讨调肝扶脾法介入艾曲泊帕"减撤促稳"的临床疗效，为中西医结合提供更多的临床依据。

【研究方法】通过回顾性观察研究的方法，收集 2019 年 1 月至 2021 年 9 月广东省中医院血液科李达教授门诊诊断为 ITP 且接受艾曲泊帕治疗的患者，经调肝扶脾法中药治疗，记录治疗前后血小板计数、出血评分、中医证候积分、艾曲泊帕

的使用情况，客观进行综合评价。

【研究结果】本次研究共纳入 37 例符合标准患者。男性 10 例，女性 27 例；年龄 5～71 岁，平均年龄为（30.41±16.94）岁；病程最短 1 个月，最长 138 个月，中位数 19 个月。根据 ITP 分期：新诊断 ITP 9 例，持续性 ITP 8 例，慢性 ITP 20 例。治疗期间西药用药情况：正在艾曲泊帕治疗的 26 例（70.27%），曾经艾曲泊帕治疗的 11 例（29.73%）；中药治疗时长 2～12 个月，中位数 6 个月。治疗前后对比结果如下。

1. 西医疗效（血小板计数） 治疗 1 个月的血小板计数显著高于治疗前（$P<0.05$），其余时间点无显著差异。

2. 出血评分 调肝扶脾法治疗后，2 例改善，1 例加重，3 例无效。

3. 中医疗效 治疗 1 个月的总有效率有 10.34%，治疗 2 个月的总有效率为 24.14%，治疗最后 1 个月的总有效率为 31.03%。

4. 艾曲泊帕减撤用量比较 治疗前艾曲泊帕用量显著高于治疗 2 个月和最后 1 个月（$P<0.01$）。

5. 艾曲泊帕逐步减撤成功判定 治疗 1 个月，艾曲泊帕逐步减撤率为 11.53%；治疗 2 个月，艾曲泊帕逐步减撤率为 53.85%；治疗最后 1 个月，艾曲泊帕逐步减撤率为 69.23%。

【研究结论】调肝扶脾法介入艾曲泊帕治疗 ITP 疗效确切，可稳定或提升血小板计数，增加艾曲泊帕的治疗效果，减少艾曲泊帕用量，达到减撤促稳的目的；可在一定程度上改善出血、中医症状，尤其虚劳方面的改善，提高生活质量。

十二、一清胶囊辅助治疗血热型原发免疫性血小板减少症的临床初探

作者简介：康涛，女，2022 届硕士研究生，现于湖南省娄底市中医院工作。

【研究目的】观察一清胶囊辅助治疗血热型原发免疫性血小板减少症的初步临床疗效。

【研究方法】采用随机对照研究方法，收集 2021 年 7 月至 2022 年 1 月广东省中医院血液科李达教授门诊属血热型 ITP 患者，随机分为两组，共 52 例：对照组 24 例，研究组 28 例。对照组予调肝扶脾基本方（柴胡、黄芩、白芍、桂枝、甘草、黄芪、白术、肿节风）合犀角地黄汤（生地黄、牡丹皮、水牛角、赤芍），研究组在对照组治疗基础上加一清胶囊（2 粒 tid）口服，4 周为 1 个疗程，两组均治疗 1 个疗程。记录两组治疗前后中医证候积分、出血评分、血小板计数指标的变化，评估一清胶囊辅助治疗血热型 ITP 的初步临床疗效。

【研究结果】

1. 治疗前后血小板计数变化比较

（1）组内比较　研究组治疗前血小板计数为 23×10^9/L，治疗第 3 周末、第 4 周末血小板计数分别为 31×10^9/L、26×10^9/L，较治疗前差异均无统计学意义（$P>0.05$）。对照组治疗前血小板计数为 25×10^9/L，治疗第 4 周末血小板计数为 34×10^9/L，较治疗前血小板计数差异无统计学意义（$P>0.05$）。

（2）组间比较　两组治疗前、治疗后血小板计数差异均无统计学意义（$P>0.05$）。

2. 治疗前后西医疗效比较　研究组总有效率为 14.3%，其

中有效 4 例，无效 24 例，对照组总有效率 0%，无效 24 例，两组西医疗效比较差异无统计学意义（*P*>0.05）。

3. 治疗前后两组出血评分比较

（1）组内比较　研究组治疗前出血评分 2.5 分，治疗 4 周后为 0 分，治疗前后差异有统计学意义（*P*<0.05）。对照组治疗前出血评分为 3.0 分，治疗 4 周后为 0 分，治疗前后有统计学差异（*P*<0.05）。

（2）组间比较　两组治疗后出血评分均降低，差异无统计学意义（*P*>0.05）。

4. 治疗前后中医证候、疗效比较　治疗后两组中医证候评分均下降，研究组第 1 周末进步 18 例，良效 10 例，总有效率 100%，对照组进步 24 例，有效率 100%，差异比较有统计学意义（*P*<0.05）。研究组第 4 周末良效 7 例，显效 20 例，无效 1 例，有效率 96.43%，对照组良效 13 例，显效 11 例，有效率为 100%，差异比较有统计学差异（*P*<0.05）。

5. 两组治疗前后临床单项症状比较　治疗第 1 周末，研究组便秘改善有效率为 71.43%，对照组便秘改善有效率为 27.27%，两组比较有显著差异（*P*<0.05）。治疗第 4 周末，研究组溲赤改善有效率为 84.62%，对照组溲赤改善有效率为 45.83%，两组比较有显著差异（*P*<0.05），研究组便秘、溲赤改善优于对照组。牙衄、鼻衄、紫癜、烦躁、口干、口苦症状治疗后两组均改善，差异比较无统计学意义（*P*>0.05）。

【研究结论】一清胶囊辅助治疗血热型 ITP 患者可以改善中医证候，尤其是便秘、溲赤症状改善较为明显，有一定提升血小板计数作用，对出血症状改善不明显。

附：紫癜相关研究论文目录

［1］苏冬青，李达.从肝论治原发性血小板减少性紫癜现状分析［J］.世界中西医结合杂志，2009，4（10）：759-760.

［2］苏冬青，李达.李达教授治疗特发性血小板减少性紫癜经验［J］.辽宁中医药大学学报，2009，11（11）：97-98.

［3］陈瑶，李达.激素依赖性特发性血小板减少性紫癜中医干预的探讨［J］.中国中西医结合杂志，2011，31（2）：276-279.

［4］李达，胡永珍.浅谈调肝扶脾法治疗免疫性血小板减少症［J］.中国中西医结合杂志，2011，31（8）：1035-1037.

［5］陈瑶，李达.100例激素依赖性特发性血小板减少性紫癜患者中医证候的多元统计分析［J］.中国中医基础医学杂志，2012，18（6）：672-674.

［6］王青青，李达，陈瑶.中药介入激素治疗特发性血小板减少性紫癜现状分析［J］.中华中医药杂志，2012，27（12）：3172-3175.

［7］曹远芳，李达.国医大师辨治免疫性血小板减少性紫癜经验集锦［J］.新中医，2014，46（7）：236-237.

［8］李达，胡永珍，陈瑶等.怡癜饮治疗激素依赖性原发免疫性血小板减少症30例临床观察［J］.中医杂志，2015，56（17）：1479-1482.

［9］吴建伟，武彦琴，李慧，等.李达教授"衷中参西"辨治血小板减少性紫癜思路与方法［J］.深圳中西医结合杂志，2018，28（12）：36-38.

［10］苏浩杰，李达，郑荣.调肝扶脾辨治紫癜验案举隅

［J］.国际中医中药杂志，2021，43（12）：3.

　　［11］蒋群，武彦琴，李达.李达运用调肝扶脾和血法辅助血小板受体激动剂增效经验［J］.中医药导报，2022，28（3）：167-169，187.

　　［12］张玉婷，钟心媛，李达，等.怡癜饮治疗儿童原发免疫性血小板减少症的真实世界研究［J］.河北中医，2022，44（10）：1629-1633.

　　［13］刘巧萍，苏浩杰，李达.“调肝扶脾法”介入艾曲泊帕治疗免疫性血小板减少症减撤促稳验案 3 则［J］.天津中医药大学学报，2023，42（3）：301-304.

科学研究

慢性病管理

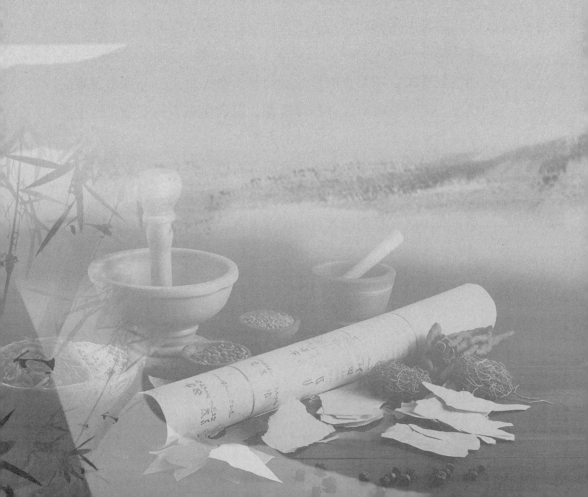

慢性病管理是指对慢性非传染性疾病及其相关风险因素进行定期检测、连续监测、评估和综合干预的医学行为及过程。其核心内涵包括慢性病早期筛查、风险预测、预警与综合干预，以及慢性病患者群体的综合管理和效果评估。这是一个基于患者、医生、护士和其他学科专业人员的紧密合作而建立的慢性疾病防治模式。

紫癜类疾病因其特殊性质，多易反复发作，相当一部分会演变成慢性状态，或在诱因影响下导致紫癜频繁发作，甚至发展成临床重症紫癜；同时，长期依赖药物也可能引发不良反应，加上情志抑郁的影响，会严重降低患者的生活质量和生存质量。因此，将紫癜类疾病纳入慢性病管理范畴，有助于预防和控制疾病的反复发作，确保患者的安全，并促进康复。

紫癜类疾病的患者大多经历慢性过程，并非通过一次或数次就诊或短程治疗就能持续缓解甚至治愈。因此，长期治疗、病情观察及定期复查的诊后随访显得至关重要。一旦出现重症情况，需要及时就医并积极干预，以确保患者的安全。这也是紫癜类疾病重要慢性病管理的内容之一。

在移动互联网医疗蓬勃发展并持续兴盛的时代背景下，尤其经历了3年多前所未有的新冠疫情，就医变得极其不便。我和我的团队充分利用互联网医疗平台，为紫癜患者提供便捷的服务。通过扫描"医疗微信"二维码，患者可以轻松进行线上报到或加入群聊，实现动态随访和流程管理，从而方便医患之间的交流，有助于紫癜的管控，并畅通线上复诊渠道。

饮食调养和运动调理是不可或缺的辅助康复手段。自古以来，传统中医一直非常重视这些手段，并在临床上广泛应用，以促进药物增效减毒，助力健康调护。在此，我们梳理并推荐了一些药食同源的物品、无创或微创的运动手段，以及如何防范诱因影响等，以便将其有机地融入紫癜患者的日常生活中，辅助药物治疗。这些方法尤其适合慢性状态下的老人和儿童，他们通常更乐意接受，对康复也有很大帮助。

一、诊前准备

主要针对通过线上医患交流平台、病友组织或病友群推荐的紫癜患者，特别是那些未曾就医但即将慕名前来就诊的患者，我们需要做好充分的诊前准备，确保外地患者能够安全出行，从而保障整个就诊过程的顺畅。

1. 病历记录（表1）

表1 病历记录

基本信息							
姓名		年龄		性别		其他	
家族史		婚育史		月经史		过敏史	
既往病史							
□ 是否血液病、肿瘤、肝病、自身免疫性疾病患者等							
□ 是否具有血小板减少症相关治疗史，如肿瘤化疗、放疗、手术操作、输血、用药等							
□ 是否有其他可能合并血小板减少的疾病							
□ 是否进行了可能使血小板减少的治疗（血管内人工装置及相关治疗、放疗等）							
□ 妊娠史，如习惯性流产、早产、死胎、先兆子痫和HELLP综合征等情况							
□ 既往是否因接触或食物而诱发紫癜，和（或）腹痛，甚至便血；和（或）血尿、蛋白尿等；和（或）关节痛，活动受限等非紫癜症状。既往是否就诊过皮肤科、外科、肾科、骨科，完善皮肤活检、肾脏穿刺、影像等检查，明确紫癜或其他诊断							

诊疗记录			
发病时有哪些症状			
做过哪些检验检查			
何时明确诊断为何种疾病			
接受过哪些治疗			
效果如何	□ 无效 □ 有效 □ 缓解 □ 复发		
既往病历	□ 出院小结		□ 门诊病历
此次就诊			
近期复查结果	□ 血常规		□ 出凝血等项目
主要症状 □ 有无出血 / 紫癜，具体出血部位及大概的出血量＿＿＿＿＿＿＿ □ 是否伴有腹痛、关节痛、发热、神经系统症状等			
主要诉求			

2. 简便挂号

（1）如何预约挂号

所有患者均可通过线上平台预约挂号，首次就诊患者可以线上办理诊疗卡。只需两个步骤，不出门也可以办理首次建卡。

第一步：微信关注"广东省中医院服务号"，进入公众号，点击右下角"个人中心"→"个人超级中心"→"添加诊疗卡"→"上传身份证"。

第二步：填写您真实的姓名、身份证号、性别、手机号，选择无院内就诊卡，继续填写居住地址，然后点击立即绑定，授权登录。

如果老人及小孩没有微信，可以用自己的微信帮家人绑卡来使用相关功能服务。一个微信号可以绑定 3 张家人卡。

拥有诊疗卡后，在公众号左下角，点击"门诊服务"→"我要挂号"→"搜索医生挂号"，输入医生名字搜索，选择合适的院区及就诊时间，预约缴费成功后，在就诊前 15 分钟，凭手机条形码或诊疗卡、二代身份证，直接到相应门诊的护士站报到即可。

（2）如何有技巧地预约挂号

①工作日门诊：在微信上搜索"广东省中医院服务号"，予以关注，提前 8 天，晚上 9 点放号。

②休息日门诊：微信上搜索广东省中医院医联体"固生堂中医"公众号，予以关注，点击左下角"挂号"→"预约挂号"→"选择就诊城市"→"搜索"医生名字，选择就诊时间，提交就诊人信息，预约挂号，面诊与视频均可。

3. 安全就诊

（1）充分准备　除了以上的就诊攻略，您还可以关注李达工作室的微信公众号及李达好大夫的在线交流服务，浏览相关文章，及时查看群内公告，并观看直播义诊视频等资料，这些都有助于您获取更多的就诊资讯。此外，您还可以咨询就诊过的病友，以获取更多的就诊经验信息。

（2）安全出行　强调安全出行就诊对于紫癜类疾病患者尤为重要，因为不少外埠患者，甚至部分处于急危状态，需要提前进行必要的干预。为了促进病情的稳定，我们建议患者在家属的陪同下就诊。

二、诊后随访

在紫癜病的慢性病程治疗中，我们应避免操之过急和不必要的过度治疗，而应采取循序渐进、合理干预的策略。患者在加药和减药时，不应自行随意决定，而应时刻关注身体反应情况，并与主治医生保持密切沟通（包括线上交流），遵医嘱按时按量服药。这并非消极对待，而是为了更好地管理疾病，促进康复。

患者可根据自身情况，选择线上咨询沟通或线下复诊交流。对于有新发不适、疾病进展或复发的患者，建议优先选择线下复诊，线上咨询可作为补充。对于病情稳定的维持治疗者，以及日常简单的答疑解惑，线上咨询是一个不错的选择。每次就诊后，患者都需要进行实时自我监测，定期复查相关检验检查项目，加强自我管理，熟练掌握相关出血评分量表、紧急情况下的就医流程、生活起居饮食等综合调理方法，以更好地管控疾病，提高治疗效果。

如果选择线上咨询，您应在就诊医生处获取线上随诊的方式，例如加入李达教授助手的"医患交流群"，或者通过线上医患交流平台进行咨询（如广东省中医院互联网医院、李达好大夫在线的线上诊室等），以便进行诊后随访和交流。李达教授及其助手将利用业余时间，提供咨询交流及答疑解惑服务，帮助您更好地认识疾病，了解治疗方式，动态了解身体情况，从而助力您早日康复。

三、病情评估

病情评估是通过量化的指标来更加客观地评估出血的严重程度，以便及时就医。

1. 成人原发免疫性血小板减少症出血评分量表［表 2，引自《成人原发免疫性血小板减少症诊断与治疗中国指南（2020 年版）》］

表 2　成人原发免疫性血小板减少症出血评分量表

分值	年龄		皮下出血（瘀点/瘀斑/血肿）		黏膜出血（鼻腔/齿龈/口腔血疱/结膜）			深部器官出血			
	≥65	≥75	头面部	其他部位	偶发可自止	多发难止	伴贫血	内脏（肺、胃肠道、泌尿生殖系统）			中枢神经系统
								无贫血	伴贫血	危及生命	
1	√			√							
2		√	√								
3						√		√			
5							√		√		
8										√	√

根据年龄 + 出血症状（所有出血症状中最高的分值）予以评分。以下两种情况需要积极治疗：①出血评分 ≥ 5 分，即重症 ITP 患者。②不论血小板减少程度如何，有活动性出血症状（出血症状评分 > 2 分）患者。

2. 儿童原发免疫性血小板减少症出血评分量表［表 3，引自《儿童原发免疫性血小板减少症诊疗规范（2019 年版）》]

表 3　儿童原发免疫性血小板减少症出血评分量表

分值	皮肤		黏膜			深部器官			中枢系统
	瘀点 / 瘀斑 /皮下血肿		鼻衄 / 牙龈出血 / 口腔血疱 / 结膜出血			内脏出血（肺、胃肠道、泌尿生殖系统）			
	头面部	其他部位	偶发、可自止	多发、持续不止	伴有贫血	不伴有贫血	伴有贫血	危及生命	
1		✓							
2	✓		✓						
3				✓		✓			
5					✓		✓		
8								✓	✓

出血评分系统用于量化出血情况及评估风险，分值越高，出血症状越重。

3. 出血分级及对应的出血程度［引自《中国儿童原发免疫性血小板减少症诊断与治疗改编指南（2021 版）》]

（1）0 级　无出血。

（2）1 级　轻微、微量出血。有少量瘀点（总数 ≤ 100 个）和（或）≤ 5 个小瘀斑（直径 ≤ 3cm），无黏膜出血。

（3）2 级　轻度、少量出血。有较多瘀点（总数 >100 个）和（或）>5 个大瘀斑（直径 >3cm），无黏膜出血。

（4）3 级　中度、中量出血。有明显的黏膜出血，影响生活。

（5）4级　重度、严重出血。黏膜出血导致血红蛋白下降幅度 >20g/L，或怀疑有内脏出血。

出血程度若达到 3～4 级，则需要紧急治疗。

四、急症处置

1. 原发性血小板减少性紫癜（ITP）急重症　当 ITP 患者发生危及生命的出血，如颅内出血时，应立即拨打 120 急救电话，并尽量让患者保持平卧；对于肉眼可见的活动性出血部位，应立即进行局部按压止血；到达医院后，或在需要急症手术的情况下，应迅速提升患者的血小板计数至安全水平。

（1）可以给予大剂量静脉注射免疫球蛋白，持续 1～2 天（C 级推荐）；或大剂量静脉注射甲泼尼龙，持续 3 天；或联合皮下注射重组人血小板生成素；这些措施可以单独使用或联合应用，同时应及时进行血小板输注（Ⅲ / Ⅳ级证据）。

（2）其他紧急治疗措施包括长春碱类药物、急症脾切除、抗纤溶药物、控制高血压、口服避孕药以控制月经过多、停用抗血小板药物等（C 级推荐）。

2. 过敏性紫癜（腹型、关节型、肾型）急症　在紫癜出现前后，可伴有腹部绞痛、便血、关节酸痛、血尿及水肿等，应该警惕腹型、关节型、肾型过敏性紫癜，及时到医院就诊。

（1）口服抗组胺类药物，如盐酸异丙嗪、马来酸氯苯那敏片、氯雷他定等，可常备于家中，注意有效期，发病时可及时口服。

（2）肾上腺皮质激素，如地塞米松、甲泼尼龙、泼尼松等，可口服或至医院静脉使用，对于关节型、腹型、单纯皮肤型的疗效较好。

（3）免疫抑制剂，如环磷酰胺、硫唑嘌呤，适合合并肾脏损害的患者。

3. 血栓性血小板减少性紫癜（TTP）急症 当患者出现出血和发热症状时，应立即采取局部止血措施并使用冰袋进行降温；若患者神经系统症状明显且表现出躁动，为了防止其因意识异常而采取危险行为，可适当对患者进行约束；随后，应立即拨打120急救电话将患者送往医院，到达医院后，可根据患者情况选择以下紧急治疗措施。

（1）治疗性血浆置换 对于临床中（高度）怀疑TTP的初始紧急治疗，推荐采用血浆置换疗法，或输注新鲜冰冻血浆等；血浆置换量的推荐量为每次2000～3000mL，每日进行1～2次，直至症状缓解且血小板计数恢复正常连续2天以上为宜；随后，可逐渐延长血浆置换的间隔，直至最终停止。若患者出现肾衰竭，血浆置换可与血液透析联合应用；对于确实无法实施血浆置换的情况，可暂时输注新鲜（冰冻）血浆，每日剂量为20～40mL/kg。在治疗过程中，务必注意保持患者的液体量平衡。

（2）糖皮质激素 糖皮质激素可以减轻炎症反应、保护器官功能、抑制自身抗体产生，主要适用于治疗免疫介导的血栓性血小板减少性紫癜（iTTP）；在治疗时，可选用甲泼尼龙或地塞米松进行静脉输注；当病情缓解后，可以逐渐过渡到使用泼尼松常规剂量维持并逐渐减少剂量，直至停用。

（3）血小板输注 在高度疑似患有TTP且尚未进行血浆置换的患者中，原则上不宜进行血小板输注，因为这样做可能会增加微血栓形成和器官损伤的风险。然而，如果在血浆置换后，患者出现危及生命的重要器官出血情况，可以综合评估并慎重考虑进行血小板输注。

五、防范诱因

1.可能诱发血小板减少的常见药物 对于血小板减少的患者，应慎重使用表4中涉及的药物。请注意，并非服用这些药物一定会导致血小板减少等不良反应，只是存在一定的风险。因此，主治医生需要根据患者的具体病情进行综合评估，权衡利弊后慎重选择药物，尽量减少药物对患者的影响。在治疗过程中，还应动态监测患者的血常规变化，以便及时调整药物剂量或更换药物，确保患者的安全。

表4 可能诱发血小板减少的常见药物

药物类别	具体药物
镇静催眠药	地西泮、芬太尼
抗癫痫药和抗惊厥药	卡马西平、苯妥英钠、丙戊酸钠
抗精神失常药	喹硫平
解热镇痛抗炎药	布洛芬、对乙酰氨基酚、阿司匹林、美沙拉秦、塞来昔布
钙通道阻滞剂	氨氯地平
抗心律失常药物	奎尼丁
β受体阻滞剂	普萘洛尔
利尿药	呋塞米、噻嗪类利尿剂
抗凝血药	肝素、低分子量肝素
抗血小板药	血小板糖蛋白 II b/ III a 拮抗剂（阿昔单抗、替罗非班、依替非巴肽）、氯吡格雷
造血生长因子	非格司亭
降血糖药物	格列齐特、甲苯磺丁脲
抗甲状腺功能亢进药物	甲巯咪唑

药物类别	具体药物
抗细菌药物	利奈唑胺、头孢曲松、头孢他啶、头孢唑肟、头孢吡肟、万古霉素、替考拉宁、达托霉素、甲氧苄啶/磺胺甲噁唑、亚胺培南、美罗培南、环丙沙星、磺胺异噁唑、氨曲南、氯霉素
抗病毒药物	更昔洛韦
抗寄生虫药物	奎宁
抗肿瘤药物 　细胞毒类药物 　分子靶向药物	绝大多数，特别是吉西他滨和铂类药物（如奥沙利铂）、三氧化二砷、贝沙罗汀、他莫昔芬 利妥昔单抗、曲妥珠单抗、硼替佐米、贝伐珠单抗、瑞戈非尼、卡博替尼
影响免疫功能的药物	α-干扰素、他克莫司、氨甲蝶呤、硫唑嘌呤、金制剂、依法利珠单抗

注：表中列出的药物，其导致的血小板减少症发生率大于0.1%，或可能诱发免疫性血小板减少。

特别注明：对于血小板减少性紫癜患者，应尽量避免使用上述药物。若确实需要使用这些药物，必须在医生的指导下进行，并充分权衡利弊，选择对患者影响较小的药物。需要注意的是，这并非绝对禁忌，而是建议采取慎重的态度。

2. 易引起过敏的药物、食物及其他过敏原　常见的过敏药物主要包括抗生素、解热镇痛药物、血清制剂、疫苗等。在既往的诊疗过程中，如果患者对某种药物过敏，这一点必须牢记，并用红色记号笔记录在病历本上，以便日后避免使用该药物，确保患者的用药安全。

已知过敏原包括多种食物和接触物，如树皮、豚草、艾蒿、尘螨、屋尘，以及猫毛、狗上皮等动物相关物质。为减少过敏反应，建议用餐时使用公筷，避免食物交叉污染；家中不养宠物，保持清洁通风；外出时避免去野外，穿长袖长裤，避免直接接触可能的过敏原。这些措施有助于降低过敏风险。

上述药物、食物和其他过敏原，其与过敏反应的直接相关性和严重程度需经专科医生评估。并非所有可疑过敏原都绝对禁止使用、食用或接触，具体需由专科医生根据患者的具体情况和过敏反应的严重程度进行判断。

3. 可能引起出血的食物 从紫癜基本病机来看，火热之邪易伤风动血，迫血妄行；寒湿之邪易伤阳气，气虚不摄，血溢脉外。《金匮要略》指出："食之有妨，反能为害……所食之味，有与病相宜，有与身为害，若得宜则益体，害则成疾。"

药物具有寒、热、温、凉四性，食物同样也有寒、热之分。在日常饮食中，应避免大量食用过于寒凉或辛热的食物，以防止出血症状的发生。蔬菜中，生姜、葱白、干姜、辣椒、韭菜等偏温热，而白萝卜、菠菜、黄瓜、绿豆、苦瓜、茄子、苦菜、海带、冬瓜、豆腐、木耳、芹菜、莴笋等偏寒凉；水果中，山楂、龙眼、大枣等偏温热，柿子、香蕉、梨、苹果、西瓜等偏寒凉；肉类中，狗肉、羊肉、鸡肉、牛肉、猪肝等偏温热，而蟹、鸭肉等偏寒凉。过度食用这些食物，无论是过热还是过寒凉，都有可能导致机体血热妄行或气虚不摄，从而引发出血性紫癜症状。此外，酒作为温热之品，切勿过量饮用，以免对身体健康造成不良影响。

调理养护

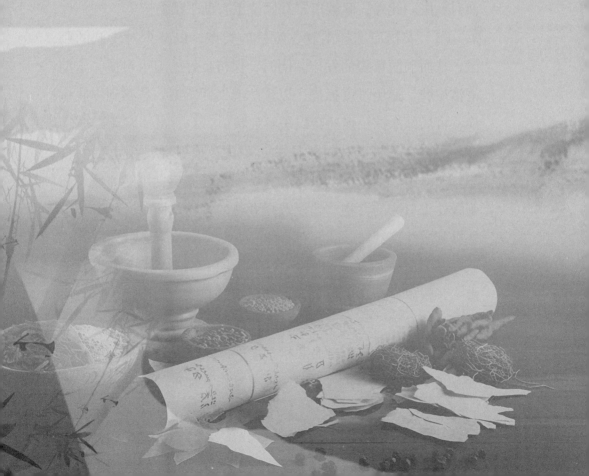

紫癜类疾病，如常见的免疫性和过敏性紫癜，病情易于波动与反复，除了药物治疗外，在慢性病管理基础上，注重饮食调理、运动养护等，有助于减缓病情发展和预防复发，符合国人对于病证调治之需要。

一、起居养护

1. 生活起居

（1）保持心情愉快，避免精神过度紧张，有助于调节免疫平衡、缓解外界刺激，进而提升生活质量。

（2）季节更迭和天气变化时，要及时增添衣物，防止受凉感冒，以减少或避免诱发紫癜病情加重。若已感冒，应多休息，喝温水，一般性感冒可考虑中药辨证治疗，如病情加重应及时就医。此外，佩戴口罩和勤洗手有助于预防感染。

（3）衣物应选择柔软、宽松的类型，以减少对皮肤的刺激，从而预防紫癜的发作。同时，保持良好的卫生习惯，定期清洁皮肤，避免过度抓挠，以预防继发性感染。若感到皮肤瘙痒，可局部涂抹止痒药膏以缓解症状。

（4）在积极查找过敏原的过程中，应避免食用可疑的食物，如海鲜、牛羊肉、蛋类等，特别是要避免食用煎炸熏烤和刺激性重口味的食物，建议选择煮熟的食物。同时，尽量减少外界刺激性接触，以减轻对身体的不良影响。

（5）应密切观察出血症状的变化，包括皮肤出血点、紫癜、牙龈出血和鼻出血等，一旦出现口腔黏膜与齿龈出血，应加强口腔护理，预防口腔感染；使用凉血止血的中药漱口液进行含漱，有助于减轻出血症状并促进口腔健康。

（6）慢性感染病灶是紫癜反复发作和加重的常见诱因，因此应积极清除这些感染灶。对于慢性扁桃体炎、龋齿、鼻窦炎及幽门螺杆菌感染等，应采取适当的局部干预措施，如喷喉、滴鼻、护牙等，以维护口腔和鼻腔的健康。

（7）对于合并高血压、糖尿病等其他疾病的患者，应在专科医生的指导下，定期监测血压和血糖水平，并按时服药。若血压或血糖出现异常波动，应及时就医，以便得到及时有效的控制。通过良好的血压和血糖管理，可以降低紫癜患者出血的风险，维护患者的健康和安全。

（8）对于ITP患者，应根据自身的血小板计数水平和出血情况，选择适合的工作。建议选择非重体力、无创伤风险的工作，以减少出血的风险和避免加重病情。

2. 合理运动

（1）紫癜发病时，特别是急性或持续活动性出血的患者，应立即就医，并卧床休息，保持大便通畅和情绪稳定。在紫癜缓解期，应逐步增加并适度运动，注意劳逸结合，避免剧烈运动和创伤性运动。一旦发生外伤，也应立即就医。

（2）在日常运动中，紫癜患者应根据自身情况选择适宜的运动方式来增强体质和提高抗病能力，应避免剧烈的、负重的和过度刺激的运动等，以预防紫癜发作和危险事件。

运动的选择应基于个人状况和舒适度。散步是一种温和且适合紫癜患者的运动方式，无论是在晴朗天气还是阴雨天气，都可以通过调整速度和时间来适应个人体能；太极拳也是一种非常适合紫癜患者的运动，其柔和、缓慢的动作有助于增强体质和提高免疫力；瑜伽同样是一个可以考虑的选项，它通过体位法、呼吸法和冥想法等技巧来达到身心和谐与健康。

无论选择哪种运动方式，关键是适度、适量，避免诱发出血性紫癜或带来其他不适。紫癜患者在运动前应做好热身，运动过程中要注意呼吸和姿势，并在感到疲劳或不适时及时停止运动。通过合理的运动安排，紫癜患者可以有效地改善身体状况，提高生活质量。

（3）紫癜患者在日常生活中应尽量减少去人群密集的运动场所和活动区域，以降低外界刺激和受伤的风险；在不得不前往这些场所时，应注意保持安全距离，避免与他人发生碰撞或接触；同时，接触公共物品后，务必及时进行手部的清洁，以减少感染和传播疾病的可能性。

二、饮食调养

1. 饮食宜忌

（1）紫癜患者伴有出血症状时，饮食宜细软，避免辛辣和刺激性食物。某些蔬菜水果如荸荠、莲藕、黑木耳、梨、红皮花生等有助于止血，多吃蔬菜能补充维生素，有助于大便通畅，特别是深绿色蔬菜有助于促进凝血和止血。

（2）长期服用激素的患者，为减少免疫力降低、消化性溃疡和骨质疏松的风险，应选择高蛋白、高热量、高维生素、低脂的食物，如清蒸或水煮的鱼肉、鸡肉、瘦肉、鸡蛋，以保护胃肠道。同时，为预防骨质疏松，可食用富含钙质的食物。此外，食用酸奶、红薯、蘑菇和燕麦等食物有助于提高免疫力。

长期服用激素可能导致血糖、血压等紊乱。因此，患者需要尽量调控饮食，遵循低盐、低脂、低糖的饮食原则，以维护血糖和血压的稳定。

（3）对于血小板减少并伴有缺铁性贫血的患者，饮食中应增加含铁丰富的食物，如动物肝、瘦肉、猪红、鸭红等。同时，蔬菜中的马兰头、油菜、荠菜、大头菜、黄花菜、苋菜、菠菜等也是铁的良好来源，可经常食用。此外，面筋、麦麸、蘑菇等食物也可以在烹饪中加以应用。相对而言，动物类食物中的铁更容易被人体吸收利用。

（4）通常过敏性紫癜患者血热较多见，因此饮食应以清淡为主。主食可选择大米、面食和玉米面等。在蔬果方面，宜多食用柚子、橙子、柑橘、苹果、柠檬、草莓、猕猴桃、西红柿及各种绿叶蔬菜等，能补充丰富的维生素以营养血管。同时，应避免过多摄入肥甘厚味和辛辣食物，以免加重胃肠负担。对于异体蛋白，如鱼、虾、蟹、海味和蛋类等，患者应当慎重或避免食用，以减少过敏风险。

（5）对于紫癜患者，不论是血小板减少性紫癜还是血管性紫癜，都应避免过度摄入油炸、坚硬和辛辣等刺激性食物。这些食物可能损伤血管，增加血管的脆性和通透性，从而加重出血症状，不仅影响皮肤黏膜，还可能诱发消化道出血，甚至危及生命。建议选择易消化的食物，如鸡汤、牛肉汤、肉末、面条和馄饨等。在进食时应细嚼慢咽，避免食物过于生冷，并严格避免饮酒。如果紫癜患者伴发消化道出血，应立即禁食并尽快就医。在出血停止后的 24 小时内，可以开始进食流质食物，如米汤、牛奶等，但需严格遵循医生的指导。

（6）对于紫癜患者来说，食用新鲜的食物尤为重要。隔夜的饭菜，尤其在天气炎热时，容易滋生细菌，可能导致食物中毒，出现腹泻、腹痛等症状。这些症状不仅会使患者身体更加虚弱，还可能加重紫癜的病情。

（7）对于过敏性紫癜伴有肾脏损害的患者，限制食盐和水的摄入是非常重要的。摄入过多的食盐和水会加重肾脏负担，

调理养护

169

不利于肾脏功能的恢复。同时，应定期接受肾科医生的会诊，以监测肾功能并采取必要的肾脏保护措施。

2. 饮食推荐

（1）花生衣　每日食用 120 ～ 180g 带衣花生，或者使用 30g 花生衣和 10 枚红枣，水煎服，每日 1 剂，连续服用 15 日为 1 个疗程。本品有助于止血，促进血小板提升。

（2）大枣粥　大枣 15g，粳米 100g，共煮成粥，每日早晚食用，长期坚持效果显著。本品益气养血，补益脾胃，适用于慢性紫癜类患者。

（3）五红汤　红豆 30g，红枣 10 颗，红皮花生 30g，枸杞 30g，红糖适量。取一个能容纳约两杯水的陶罐，清洗干净，加入以上物品，放适量水后加盖，然后把陶罐放到有水的锅里蒸煮，等水烧开后再用小火蒸 20 分钟即可，待温饮用。本品具补血、止血之效。

（4）莲藕排骨红枣汤　排骨、红枣、莲藕适量，排骨焯一下，撇去血水，开锅后加少许姜片、葱白，再加莲藕（切块，保留藕节）、红枣，改小火慢炖两小时，第 1 次多加水，喝汤吃肉、藕、枣。本品补气养血，适宜慢性紫癜属气血亏虚者食用。

（5）鱼鳞胶　鲤鱼、鲫鱼等大鳞鱼，刮下鱼鳞并洗净。将鱼鳞放入开水中煮 2 ～ 4 小时，然后过滤去渣，加入少许黄酒和食盐等调味，混合均匀后放入冰箱中冷藏一夜，直到凝固呈肉胶状。将其切成小块，用麻油和酱油拌食，每日适量食用。本品收敛止血，主治鼻衄、齿衄，适用于气虚患者。

（6）猪皮红枣羹　猪皮 500g，红枣 250g，冰糖适量。将猪皮去毛、洗净、切小块后，与洗净去核的大枣共置锅中，放入冰糖和清水，大火烧开后用小火炖成稠羹。本品滋阴补血，兼具止血之效。

（7）三七粉粥　三七粉 3g，红枣 5 颗，粳米 100g，红糖适量。将粳米洗净，红枣去核后洗净。将粳米、三七粉和红枣一同放入锅中，加入适量的水开始煮粥，待粥煮熟时，加入红糖并搅拌均匀，直至红糖完全融化即可。本品活血补血，兼具止血之效。

（8）甲鱼炖茜草根仙鹤草　甲鱼 1 只，茜草根 15g，仙鹤草 30g。将茜草根、仙鹤草放入药锅，加入适量水，煎煮出药汁后去渣。将甲鱼去内脏后洗净，放入药汁炖熟，可加适量盐、糖调味。本品适用于阴虚内热型紫癜病证。

（9）紫草大枣汤　紫草 50g，大枣 30g，水煎，去渣取汁，代茶频饮。本品适用于阴虚内热型紫癜病证。

（10）红米生地粥　生地黄 30g，红米 100g。将生地黄放入药锅，加入适量水，煎煮出药汁。将红米洗净，放入锅中，加入适量水和生地黄药汁进行煮粥即可。本品滋阴凉血止血，适用于血热出血病证。

（11）二鲜饮　鲜茅根 150g，鲜藕 200g。切碎茅根，莲藕切片，加水煮汁为饮。本品有凉血养阴、消瘀止血之功。

三、体质调养

在中医临床诊治中，众多紫癜患者特别是那些具备中医知识背景的患者，往往对自身体质格外关注。如今，许多中医医院提供中医体检服务，以帮助患者更深入地了解自己的体质。针对紫癜患者常见的体质类型，我们进行了如下梳理。

1.气虚型体质　常见症状：体倦乏力，面色少华，语声低怯，常伴自汗，间或头晕，纳食欠佳，大便不实，舌淡红，舌边有齿痕，脉细弱。推荐中药：参类、黄芪、茯苓、灵芝等，可以泡茶、煲汤、打粉冲服等。推荐常用中成药：归脾丸、补中益气丸等。

兼阳虚者，症见平素畏冷，手足不温，喜热饮食，倦怠懒言，精神不振，舌淡胖嫩，脉沉迟。在上述方药基础上，推荐肉桂等煲汤或打粉冲服，中成药推荐八味肾气丸等。

2. 阴虚型体质　常见症状：形体偏瘦，易于盗汗，五心烦热等舌红少津，少苔，脉细数。推荐中药：石斛、麦冬、天冬、太子参、沙参等，可以泡茶、煲汤等。推荐常用中成药：生脉饮、六味地黄丸或知柏地黄丸、杞菊地黄丸等。

3. 气郁型体质　常见症状：神情抑郁，情感脆弱，烦闷不乐等，舌淡红，苔薄白，常见弦脉。推荐中药：佛手、郁金等，可以泡茶、煲汤等。推荐常用中成药：逍遥丸、舒肝健胃丸等。

兼见形体壮实，面赤时烦，声高气粗，喜凉怕热，口渴喜冷饮，小便热赤，大便熏臭等，乃气郁化火或阳盛火旺，推荐金银花、野菊花等泡茶，推荐银翘解毒丸、三黄片等中成药。

4. 湿热型体质　常见症状：面垢油光，易生痤疮，口苦口干，身重困倦，大便黏滞不畅或燥结，小便短黄，男性易阴囊潮湿，女性易带下增多，舌质偏红，苔黄腻，脉滑数。推荐中药：薏苡仁、厚朴、苍术、藿香、佩兰等，可以泡茶、煲汤等。推荐常用中成药：茵陈五苓丸、八宝丹等。

兼见面部皮肤油脂较多，多汗且黏，胸闷痰多，口黏腻或甜，喜食肥甘甜黏，苔腻，脉滑，以痰湿为主，热不盛者，推荐陈皮、化橘红等泡茶、煲汤、打粉冲服，推荐二陈丸、参苓白术丸等中成药。

虽然体质并非单一且会随时间、环境等因素而发生变化，但其仍是人体所表现出来的形态和功能方面相对稳定的特征。一般而言，体质不会发生大的变化，因此医生会根据患者的具体症状及体征进行分析并制定相应的用药方案。

后 记

　　紫癜，作为一类以皮肤为主的出血性病证，其临床表现多种多样。在轻微的情况下，本病可能仅表现为皮肤外观不佳，多数患者容易反复发作，病程迁延，转为慢性疾病。这不仅影响患者的生活质量，还可能伴随其他部位出血，从而进一步干扰工作与生活，并增加疾病的危险性。在严重的情况下，紫癜可能累及并损害肾脏等重要器官，甚至引发内脏出血，危及生命。少数紫癜疾病的发病急骤，进展迅速，预后不良。

　　本书是在梁冰名医工作室建立并编著经验丛书之后，对调肝扶脾特色治法及辨治紫癜类疾病的经验进行的系统梳理与全面总结。这些经验是在传承的基础之上，通过深入感悟、博采众长及实践探索而逐渐形成的。

　　本书的辨治经验始于常见多发的血小板减少性紫癜，随着经验的不断积累，逐渐拓展到其他血管性常见紫癜，甚至涉及少见和特殊类型的紫癜病证。本书系统地梳理了中医在辨治紫癜方面的传统与创新经验，其出版发行旨在为从事中医药辨治紫癜的医生提供参考，帮助学生感悟与学习，同时也为患者及家属提供借鉴的材料。

在书稿完成之际，衷心感谢导师梁冰先生的悉心指导，感谢我院血液科学科带头人代喜平教授的大力支持与肯定，感谢参与本书编写的紫癜团队成员们的辛勤付出和贡献。

2024 年 8 月